AF561801

ALEX WOODS

DER ULTIMATIVE SURVIVAL FÜR EINSTEIGER GUIDE

Das praxisnahe Survival Handbuch mit allen wichtigen Bushcraft- und Überlebenstechniken zum Meistern von Not- und Extremsituationen in der Wildnis

INHALT

Hallo und guten Tag

Sie haben dieses Buch vermutlich gekauft, um sich zu informieren, zu lernen und in einem Notfall zu überleben. Doch Sie fragen sich auch, warum es ein Survival-Buch extra für Städter gibt. Das ist eine gute Frage, die ich Ihnen gern beantworte. Während viele Menschen auf dem Land noch Vorräte haben und die Natur um sich herum noch kennen, sind Menschen aus der Stadt oft so weit von der Natur entfernt, dass sie kaum Baumarten unterscheiden oder Tiergeräusche sicher identifizieren können. Da wird schnell mal der Pfauenschrei zum Krähen und das natürliche Aufbaumen von domestizierten Vögeln zur fehlenden Sorge um das Tier uminterpretiert. Okay, ich gehe mal davon aus, dass Sie und Ihre Kinder nicht zu der Sorte Städter gehören, dennoch bin ich der Ansicht, dass man als Survivalbuchschreiber die Besonderheiten in der Stadt berücksichtigen sollte.

Vor allem aber sollte man berücksichtigen, dass Sie in der Stadt auch ganz andere Möglichkeiten haben, ein Szenario zu überstehen, in dem man Survival-Kenntnisse brauchen könnte. Zumindest, wenn Sie sich in dem Moment in der Stadt aufhalten.

Ich hoffe sehr, ich kann Ihnen mit diesem Buch eine Anleitung zur Vorbereitung geben und Ihnen auch das Thema Survival in der Stadt näherbringen. Aber keine Sorge, ich habe auch das Survival in der Wildnis nicht unbeachtet gelassen

Mit freundlichen Grüßen!

Survival – Was ist das eigentlich?

Survival kommt aus dem Englischen und bedeutet erst einmal Überleben. So weit, so einfach. Und ja, mit ‚einfach' hat es viel zu tun, denn genauer betrachtet, geht es darum, mit wenigen oder geringen Hilfsmitteln Notsituationen zu bestehen. Das ist hilfreich, wenn man etwa in den Bergen wandert und es passiert irgendwas, wodurch man nicht mehr zeitnah einen sicheren Ort erreichen kann, oder wenn man sich verläuft, oder, oder, oder ...

Zum Survival gehören Fertigkeiten wie Orientierung, Selbstrettung, Nahrungsbeschaffung und am wichtigsten: Wasserbeschaffung. Immerhin können wir je nach Konstitution wochenlang ohne Nahrung auskommen, aber ohne Wasser ist in der Regel schon nach wenigen Tagen Schluss. Doch wenn wir uns im Survival-Markt umsehen, egal, ob im Bereich Bücher, Ausrüstung oder auch im vielfältigen Kursangebot, scheint Survival noch viel mehr zu umfassen als nur das nackte Überleben.

Tja, das liegt daran, dass wir Einwohner von Industrienationen nur selten in die Verlegenheit kommen, wochenlang unterwegs zu sein, ohne einen Menschen, ein Dorf, oder eine Stadt zu sehen oder zumindest eine kleinere Ansammlung von Häusern zu erreichen. Die Wahrscheinlichkeit, dass wir in Europa tage- oder wochenlang durch unerforschtes Gebiet irren und uns selbst versorgen müssen, ist gering. Natürlich ist es dennoch sinnvoll, diese Fertigkeiten zu trainieren, falls wir doch mal in eine solch verhängnisvolle Lage kommen sollten, etwa weil eine größere Naturkatastrophe oder Ähnliches uns dazu zwingt.

Doch auch in diesem Fall sind wir selten fernab aller Hilfsmittel. Und genau darum soll es hier gehen. Nutzen Sie den Standort, an dem Sie sind, und die Hilfsmittel, die Ihnen zur Verfügung stehen, anstatt alles wegzuwerfen und ohne alles überleben zu wollen. Survival hat auch etwas mit gesundem Menschenverstand zu tun. Es ist toll, wenn Sie ohne alles überleben können, aber ist es wirklich klug im Notfall auf Hilfsmittel zu verzichten, nur weil sie es auch ohne können? Dazu gehört auch, sich auf eventuelle Notsituationen vorzubereiten.

- Wie kann ich in der Stadt ein paar Tage aushalten, wenn es zu einem Stromausfall kommt?
- Welche Vorräte sind sinnvoll, wenn es mal aufgrund von Schneestürmen zu Lieferengpässen kommt oder ich aufgrund von Krankheit ein paar Wochen nicht vor die Tür kann?

- Was sollte ich mitnehmen, wenn ich aufgrund einer Notsituation meinen Wohnort verlassen und in die Natur muss?
- Wie bereite ich ein Ausweichquartier vor?
- Was sollte ich in einem Ausweichquartier lagern, um ohne Probleme ein paar Tage oder Wochen durchzuhalten?

Natürlich kann man zum Überleben Pflanzen und Pilze sammeln, im Frühjahr, Sommer und auch im Herbst ... aber was ist mit dem Winter? Wie überstehe ich den? In diesem Buch verfolgen wir den gesamten Weg von der Vorbereitung über das Überleben in der Stadt bis zur Flucht in ein Ausweichquartier oder eben in die freie Natur. Sie lernen, Vorräte anzulegen, die man stationär oder mobil nutzen kann und die einen zur Not auch über einen strengen Winter bringen.

Folgen Sie mir in ein Survival-Abenteuer, das nicht nur aus den grundlegenden Fertigkeiten besteht.

Mögliche Szenarien ...

... in denen man Survival-Skills brauchen kann

Eine immer wieder gute Frage, die Trainingsteilnehmer und Survival-Buch-Leser stellen, ist die Frage nach dem Wann. Wann könnte ich Survival-Fertigkeiten brauchen? Wie oft – außer im Urlaub zum Spaß – komme ich in die Situation, ohne alles eine Woche durch den Wald zu rennen und mich selbst zu versorgen? Wann – außer mit Absicht, zum Spaß oder als Training – kommen Sie also in die Verlegenheit, Survival-Fähigkeiten zu nutzen? Schauen wir uns doch erst mal etwas ganz Banales an: Das Auto bleibt liegen, es ist dunkel und kalt. Laufen Sie dann wirklich im Dunkeln los?

Verlassen Sie in solch einer Situation die Nähe der Straße? Nein, in der Regel holt man das Handy raus und ruft Hilfe. Und auch wenn man es vergessen hat, ist es logischer, im Auto zu bleiben, sich mit allem, was man hat, zuzudecken und sich dann am nächsten Morgen mit den ersten Sonnenstrahlen auf den Weg zu machen. In der Regel sind es hier in Europa nur wenige Kilometer zum nächsten Ort. Meist muss man nicht mal so lang warten, wenn man nicht auf einer vollkommen abgelegenen Straße unterwegs ist. Man muss nur darauf achten, ob ein Auto kommt, und auf sich aufmerksam machen.

Was noch? Ah, man könnte sich verlaufen. Andererseits gehört Orientierung ja mit zu den Survival-Skills, also wird es schwer, sich zu verlaufen, wenn man sich ernsthaft mit Survival auseinandergesetzt hat. Aber die Orientierungsskills kann man dann wenigstens einsetzen. Was noch? Hm, seien wir ehrlich, wenn Sie nicht gerade irgendwo in der Pampa Südamerikas, in der Tundra Russlands oder im tiefsten Afrika Urlaub machen, brauchen Sie nur selten ernsthafte Survival-Skills. Es sei denn ...

Es geschieht eine Katastrophe. Und das sind die Szenarien, um die es hier im Buch gehen wird und die entsprechend schon sehr übel ausfallen müssen, damit Sie, lieber Leser, in die Verlegenheit kommen, am Ende ohne alles dazustehen und ernsthaft ein Survival mit so gut wie keinen Hilfsmitteln durchführen zu müssen. Beginnen wir mit der Realität: Was hatten wir in den letzten Jahren an Katastrophen?

Da war die Überschwemmung im Ahrtal im Jahr 2021. Das war ein Horror und viele Menschen haben ihr Hab und Gut verloren, doch Survival-Skills sind nur am Rande benötigt worden, da man sich untereinander geholfen hat. Die Menschen kamen bei Freunden, Verwandten oder eben in Notunterkünften unter. Innerhalb kurzer Zeit war Hilfe vor Ort.

Ein Problem war die Wasserversorgung und da kam es tatsächlich auch zu entsprechenden Krankheitsbildern, denn nach einer Flut ist die Wasserversorgung oft nur eingeschränkt möglich. Eigentlich paradox, aber ich warne Sie inständig, bei einer Flutkatastrophe einfach irgendwelches Wasser zu trinken. Es ist oft mit Fäkalien verunreinigt. Hinzu kommen eventuell tote Tiere, die ebenfalls durch Zersetzungsprozesse das Wasser zu einer gefährlichen Bakterienschleuder machen.

Das Wissen um Wasseraufbereitung im Katastrophenfall ist hier wirklich nützlich, denn es dauerte ein paar Tage, bis das Technische Hilfswerk (THW) die provisorischen Reinigungsanlagen aufgebaut hatte. Allerdings würde auch ein ausreichender Vorrat an Trinkwasser helfen, den man höherliegend deponiert. Sofern nicht das ganze Haus unter den Wassermassen zusammenbricht, kann man so ein paar Tage überbrücken.

Und dann hatten wir noch das Lieblingsszenario aller Prepper- und Survival-Fans sowie aller Fans gepflegten Horrors: Die Coronapandemie, die 2019 begann und sich im Jahr 2020 weltweit ausgebreitet hat ...

Hm, irgendwie war das bei Weitem nicht so spektakulär wie gedacht. Wobei wir unterscheiden müssen: In Wuhan war das Thema Survival bestimmt ein anderes als in Deutschland. Wuhan war, falls Sie es verdrängt haben sollten, der theoretische Ausgangspunkt für Corona und dort sind die Menschen in Massen gestorben, auch weil zuerst niemand die Ärzte, die das Virus gemeldet hatten, ernst genommen hatte. China geht mit solchen Sachen anders um und als es dann ernst genommen wurde, kam die große Abriegelung. Im Gegensatz zu Europa bedeutete das wirklich einen Kampf ums Überleben, weil nun auch ein Versorgungsproblem eintrat.

Hier in Deutschland kamen wir hingegen ohne Survival-Skills davon. Ja, am Anfang horteten die Menschen Mehl, Hefe, Nudeln und Klopapier. Eine interessante Zusammenstellung. Die Krankenhäuser waren teilweise überlastet, doch am Ende haben wir immer alles gehabt und konnten raus. Das Freunde-Treffen war unerwünscht, aber seien wir ehrlich: Wollen Sie lieber in Wuhan in ein Hospital zwangsverfrachtet werden, weil jemand im Haus das Virus hatte, oder bleiben Sie stattdessen lieber eine Weile daheim mit Netflix, vielleicht Homeoffice in der relativen Sicherheit der eigenen vier Wände. Es gab weder Zombies noch gab es hier in Deutschland ein Massensterben. Das sieht übrigens schon bei einigen europäischen Nachbarn anders aus. Nein, nicht das mit den Zombies, sondern mit dem Sterben.

Aber mal weg vom Lieblingsszenario in Zombieland, was hatten wir denn noch? Wir hatten Dürren durch überhitzte Sommer. Dürren sind ein großes Problem, das sich wohl auch weiter ausweiten wird. In Deutschland hatten wir zum Beispiel 2021 Glück im Unglück, denn wir hatten viel Regen, teilweise auch mehr als genug, wenn wir in das Ahrtal blicken. Die Länder um uns herum hatten hingegen eine sehr starke Dürre, was die Ernten beeinträchtigte. Okay, nun haben wir hier meist mehr als genug Nahrungsmittel. Man könnte denken, die Überschüsse werden einfach kleiner, doch in der Regel wird alles teurer, was zu einem Problem werden kann. Zudem wird immer mehr Strom in Klimageräte gesteckt, das Netz wird entsprechend mehr belastet und so ist die Gefahr von Stromausfällen erhöht. Und nur weil der Sommer 2021 bei uns viel Regen brachte, reicht ein Blick auf die Sommer in den Jahren davor. Diese waren so trocken, dass auch unsere Felder kaum Ertrag brachten und der Wald zu sterben begann. Vor allem Fichten haben diese Sommer nicht überlebt, denn mit der trockenen Hitze kam auch der Borkenkäfer.

Haben Sie sich schon mal überlegt, was aus dem Survival im Wald wird, wenn es kaum noch Wald gibt? Ja, die Dürre ist aktuell noch kein Survival-Notfall, kann es aber werden. Nur dass dann viele Skills aus den Survival-Büchern nicht mehr funktionieren. Kein Wald bedeutet weniger Schutz, mehr Hitze bedeutet hohe Brandgefahr, sprich: Feuermachen mitunter suboptimal. Dürre bedeutet auch, dass es gerade im Sommer weniger essbare Wildpflanzen geben wird und Pilze brauchen, wie jeder weiß, Feuchtigkeit, damit sie ihren Fruchtkörper aus dem Boden schieben.

Zum Thema Dürre und belastete Netze kommt das Problem der leeren Talsperren hinzu. Gerade, wenn wir auch die Pläne zum Kohleausstieg mit in das Szenario hineinnehmen, besteht ein akutes Problem mit der Stromversorgung in heißen Sommern. Von der ausreichenden Trinkwasserversorgung in Ballungsgebieten nicht zu reden, die wir ja jetzt schon fast jedes Jahr beklagen. Ja, Stauseen dienen nicht nur der Energiegewinnung, sie dienen vor allem auch als Trinkwasserspeicher.

Nun kann man sagen, wenn Dürre ist, müssen die Fotovoltaikanlagen doch prima arbeiten. Ja, das stimmt, doch können diese tatsächlich den Verlust der brachliegenden Talsperren auffangen? Zumal in der Hitze meist auch wenig Wind geht und entsprechend wenig Energie aus der Windkraft hinzu gespeist werden kann. Aber da sind wir schon wieder beim Wenn und Aber, wir wollten uns ja erst mal reale Szenarien ansehen.

Da war vor Jahren der wochenlange Stromausfall im Münsterland, als im Winter einige Strommasten unter der Eislast zusammengebrochen sind. Allerdings hat das auch wenig von Survival gehabt. Vorbereitung war hier wichtiger.

Leute ohne Holzofen oder andere stromunabhängige Heizmöglichkeit sind bei Freunden, Familie oder in Notunterkünften untergekommen. Eingekauft und getankt wurde einfach ein paar Orte weiter, wo der Strom da war. Kühlung braucht im Winter niemand, man konnte Kühl und Gefriergut einfach draußen auf dem Balkon oder der Terrasse lagern und gemütlich verbrauchen. Das ist ein Punkt, der bei einem Stromausfall im Sommer nicht klappt. Aber auch dann heißt es nicht Survival, sondern nachdenken und handeln.

Fällt Ihnen vielleicht noch ein Szenario ein, das wir in den letzten Jahren beklagen mussten, bei dem es wirklich ums Überleben ging? Das letzte, wirklich ernsthafte reale Szenario in Deutschland war der 2. Weltkrieg, die Flucht der Menschen und in den ersten Jahren danach das Überleben in den Trümmern. Aber auch da nutzten die Menschen alles, was sie finden konnten, um sich zu helfen. Es ist also eindeutig, dass Überleben etwas mit dem gesunden Menschenverstand zu tun hat – und mit Fantasie. Man muss das, was man hat, nutzen können, dann kommt man durch jede Krise. Oh, eines habe ich noch vergessen, auch wenn wir in Deutschland nur am Rande damit zu tun hatten:

Der Nuklear-GAU, auch wenn wir hier in Deutschland alle AKW abgeschaltet haben, rund um uns herum gibt es sie noch und diejenigen, die wie ich schon ein paar mehr Jahre auf dem Buckel haben, erinnern sich auch an Tschernobyl. Eine radioaktive Katastrophe, die sich bis Mitteleuropa ausgewirkt hat, auch wenn es nicht die große Explosion gab, die man aus Filmen und Comics kennt. Tschernobyl hatte man erst Tage nach der eigentlichen Katastrophe überhaupt mitbekommen. Selbst die direkten Nachbarn in der Nähe der Stadt haben erst davon erfahren, als sie nach Tagen zur Evakuierung aufgerufen wurden.

Wenn Ihnen niemand sagt, dass es passiert ist, oder das Kraftwerk so steht, dass es auch von Menschen eingesehen werden kann, bekommen Sie die radioaktive Katastrophe erst mit, wenn es Ihnen schlecht geht – Ihnen und allen anderen um Sie herum.

Aber sagen wir mal, die Katastrophe wird zeitnah kommuniziert. Meinen Sie, es ist sinnvoll, dann in einem Wald Zuflucht zu suchen? Oder überhaupt in der Natur? Ja, wenn Sie nah am Unglück sind, ist es wohl sinnvoll, schnellstens abzuhauen, und zwar je nachdem, wie der Wind steht. Bläst der Wind aus Ihrer Richtung in Richtung Kraftwerk, wird die radioaktive Wolke von Ihnen weggetragen, dann haben Sie etwas Zeit zu gehen, solange der Wind nicht dreht. Kommt der Wind aber aus Richtung Kraftwerk zu Ihnen, dann haben Sie nur eine kurze Zeitspanne, in der Sie sicher fliehen können.

Je nach Entfernung zum Kraftwerk kann es dann sicherer sein, daheimzubleiben, alle Ritzen zu verschließen und mit Jod-Tabletten eine der wenigen vorbeugenden Maßnahmen zu treffen, die es gibt. Seien wir ehrlich: Survival mit wenigen Mitteln ist in diesem Fall nicht angesagt. Kommen wir nun aber mal zu Dingen, die keiner von uns bis heute erlebt hat bzw. die es zwar schon gab, aber aufgrund des damaligen Stands der Technik nicht viel ausgemacht haben:

Der elektromagnetische Puls (EMP) ist ein Szenario, der durch Sonneneruptionen ausgelöst werden kann. Es gibt Menschen, die einen EMP mit einem einfachen Stromausfall verwechseln, doch ein echter EMP hat eine ganz andere Tragweite. Er zerstört Mikroschaltkreise und kann damit auch den automatischen Anlauf von Notstromern blockieren und 99 % aller Fahrzeuge lahmlegen. Das restliche 1 % der nicht lahmgelegten

Fahrzeuge sind Oldtimer, die keinerlei Elektronik verbaut haben und die man zur Not auch mit einer Kurbel starten kann. Und nun überlegen Sie bitte, wo Sie überall Elektronik haben.

Auto, Radio, Fernseher, Solaranlage, medizinische Geräte usw. Ein EMP ist ein Szenario, das relativ unwahrscheinlich ist, aber welches die meisten Survivalfähigkeiten auf Dauer brauchen wird. Der letzte große Sonnensturm, der einen EMP verursachte, war 1859. Da gab es nur wenig stromabhängige Technik. Genau genommen wissen wir nur von seinen Auswirkungen, weil das Telegrafennetz in weiten Teilen in Mitleidenschaft gezogen wurde. Da der Telegraf aber keine komplexe Technik war und auch noch keine große Bedeutung für Leben und Wirtschaft hatte, wie heute Computer, Internet und Telefon, war das nur ein kleines Problem. Der EMP macht alles platt, auch Firmen und Produktionsstätten, und damit wird es schwer, die defekten Systeme schnell zu ersetzen.

Übrigens kann ein EMP auch von Menschenhand ausgelöst werden, mit speziellen Geräten in begrenztem Gebiet oder mittels einer Nuklearexplosion in den höheren Atmosphärenschichten. Das Nächste, was uns Schwierigkeiten machen könnte, aber bei Weitem nicht so sehr wie ein EMP, ist der Blackout, ein großer Stromausfall. Hier geht es um einen deutschland- oder gar europaweiten Ausfall. Kleinere gibt es ja immer mal wieder für Stunden oder auch Tage, wirklich gefährlich ist aber nur ein großflächiger Blackout.

Die Stromnetze in Europa sind miteinander verschaltet und werden zentral auf 50 Hertz gehalten, damit sie sicher laufen. Fällt ein größeres Gebiet wegen Kraftwerksdefekten oder Ähnlichem aus, kann das Stromnetz aus dem Takt geraten. In der Regel werden dann Speicherkraftwerke in der Schweiz in Betrieb genommen, um das System auszugleichen, oder man führt die Stromproduktion an Talsperren oder Gaskraftwerken kurzfristig hoch. Was aber, wenn die Dürren so schlimm sind, dass die Talsperren nicht einspringen können? Was, wenn Gaskraftwerke abgeschaltet sind? Was, wenn die Speicherkraftwerke in der Schweiz unter der Dürre leiden oder aus anderen Gründen nicht das Netz ausgleichen können?

Dann kann es zu einem europaweiten Blackout kommen. In dem Fall funktionieren noch Autos, Notstromgeneratoren und Co. Auch Windkraft und Solarzellen funktionieren nur theoretisch: Praktisch müssen sie abgeschaltet werden, da ohne die korrekte Frequenz das Stromnetz nicht arbeiten kann. Was noch funktioniert, sind Inselanlagen, also Anlagen, die nicht ins Netz, sondern nur in ein Haussystem und in Batteriespeicher einspeisen. Wenn die Trennung vom Netz und damit der Inselbetrieb bei einer Anlage nicht vorgesehen ist, wird sie nutzlos. Das haben Sie nicht gewusst? Na, jetzt wissen Sie es. Auch hier haben wir ein Szenario, das den gesunden Menschenverstand benötigt und nur bedingt Survival-Skills. Die Netze bei geringen Wasserständen wieder hochzufahren, ist nicht einfach. Es kann in schlimmen Fällen tatsächlich ein oder zwei Monate dauern. Man muss nämlich erst die Netze trennen und zu Inseln zusammenfassen, die man dann langsam nacheinander wieder hochfährt. Gut, wer da vorgesorgt hat. Problematisch ist hier vor allem das Wasser. Ohne Strom gibt es keinen Druck auf der Wasserleitung, das muss Ihnen klar sein. Wenn Sie sich an die Anleitung im Buch halten, wird Sie das aber nicht schocken. Aber keine Sorge, auch das Thema Blackout ist kein zu wahrscheinliches Szenario.

Das richtige Mindset, um jede Katastrophe überleben zu können

In diesem Buch zeige ich Ihnen viele Strategien und Tipps, die Sie benötigen, um im Ernstfall als Städter überleben zu können. Sie benötigen dafür nicht nur Lebensmittel, Kenntnisse in der Ersten Hilfe und über Selbstverteidigung, sondern auch noch etwas ganz Bestimmtes: Und zwar das richtige Mindset.

Sie können noch so gut vorbereitet sein, noch so viele haltbare Lebensmittel gehortet haben und unabhängig von der Energieversorgung sein – wenn Ihnen das richtige Survival-Mindset fehlt, wird es schwierig bis unmöglich, im Ernstfall überleben zu können. In diesem Kapitel erkläre ich Ihnen, welche Punkte zum perfekten Survival-Mindset gehören und wie Sie dieses Mindset verinnerlichen können.

Beginnen wir am besten direkt damit, wie Sie das Survival-Mindset verinnerlichen können: Je intensiver Sie sich mit den Punkten beschäftigen, die ich Ihnen im nächsten Abschnitt vorstelle, desto besser. Machen Sie sich bewusst, worauf es ankommt und welche Fähigkeiten Sie beherrschen sollten – durch den Kauf dieses Buches haben Sie schon einen wichtigen ersten Schritt in die richtige Richtung gemacht. Diese Punkte gehören zu Ihrem Survival-Mindset:

1. Sie müssen an sich selbst und an Ihre Fähigkeiten glauben!

Wenn Sie nicht an sich selbst und an Ihre Fähigkeiten glauben, dann bringen die besten Vorbereitungen für den Notfall nichts. Sie sind die einzige Person, auf die Sie sich zu 100 % verlassen können – und genau deshalb können und sollen Sie sich auch jede Menge zutrauen. Glauben Sie deshalb an sich und an Ihre Fähigkeiten. Sie tun gerade Ihr Bestes, um so informiert wie möglich zu sein. Das sieht man daran, dass Sie dieses Buch gekauft haben. Sie sind klüger und besser informiert als ein Großteil der restlichen Menschen!

2. Sie müssen realistisch sein!

Viele Leute behaupten immer wieder, dass Menschen, die sich auf Untergangsszenarien und Katastrophen vorbereiten, pessimistisch veranlagt sind. Das stimmt aber definitiv nicht. Wenn sich ein Mensch auf eine Katastrophe oder einen Ernstfall vorbereitet, dann ist er ein Realist. Öffnen Sie die Augen: Es gibt so viele mögliche Szenarien, die eintreten können. Die Wahrscheinlichkeit, dass eines dieser Szenarien eintritt, ist deutlich größer als die, dass keines davon eintritt. Auch was alle anderen Planungen angeht, sollten Sie realistisch sein. Zum Beispiel was Ihre Vorräte angeht. Planen Sie niemals zu optimistisch, das kann Ihnen das Überleben im Ernstfall deutlich erschweren.

3. Vorsicht ist IMMER besser als Nachsicht!

Im Krisenfall sollten Sie immer lieber etwas zu vorsichtig als zu leichtfertig sein. Das gilt nicht nur im Umgang mit anderen Menschen, bei Ihrer Ausrüstung und Ihren anderen Vorbereitungen. Bleiben Sie immer wachsam und wiegen Sie sich nicht in falscher Sicherheit. Nur so bleiben Sie auf der sicheren Seite.

4. Vertrauen ist gut, Kontrolle ist besser!

Kommen wir noch einmal auf andere Menschen zurück: Natürlich sollten Sie nicht Angst vor anderen Menschen haben und generell voller Misstrauen durch die Welt gehen. Aber Sie sollten auch nicht mit blindem Vertrauen durch die Welt gehen und anderen Menschen zu viele Vorschusslorbeeren geben. Denn: Es hat sich bisher immer wieder gezeigt, dass sich jeder selbst der Nächste ist, wenn es hart auf hart kommt. Deshalb ist es besonders wichtig, dass Sie anderen Menschen nicht zu viele Details Ihrer Vorbereitungen und Planungen erzählen, denn sonst könnte es passieren, dass Sie am Ende das Nachsehen haben.

5. Seien Sie sich darüber im Klaren, wer Ihnen wirklich wichtig ist!

Einige Menschen verhalten sich in Krisensituationen heldenhaft und wollen möglichst viele andere retten und ihnen helfen. Das geht aber nicht! Sie können nicht allen Menschen helfen. Andere Menschen sind für sich selbst verantwortlich, sie hätten ja auch die Möglichkeit gehabt, sich selbst vorzubereiten. Denn im Zweifelsfall ist jeder für sich selbst verantwortlich. Und Sie stehen bei sich selbst an erster Stelle – nur so können Sie Ihr eigenes Überleben sichern. Wenn Sie dann noch Kapazitäten haben, können Sie auch anderen Menschen helfen. Schauen Sie aber auch, dass Sie sich dann für die Menschen entscheiden, die Ihnen wirklich wichtig sind.

6. Was andere Menschen über Sie denken oder sagen, muss Ihnen egal sein!

Wir haben zwar schon geklärt, dass andere Menschen nicht an erster Stelle stehen sollten, sondern nur Sie selbst. Aber auch das, was andere Menschen denken oder sagen, sollte und muss Ihnen egal sein. Lassen Sie sich von schrägen Blicken und dummen Kommentaren nicht verunsichern. Sie sind für sich selbst verantwortlich – wenn andere Menschen diese Verantwortung nicht selbst wahrnehmen wollen, ist das deren Problem.

7. Sie müssen für Ihr Überleben hart kämpfen!

Egal, welche Überlebenssituation bevorsteht: Es wird nicht einfach für Sie werden! Als Städter einen Katastrophenfall überleben zu können, wird nicht nur körperlich, sondern auch emotional und psychisch anstrengend werden. Sie werden an Ihre Grenzen gelangen und sie auch überschreiten. Sie werden über sich selbst hinauswachsen müssen – nur wenn Sie dazu bereit sind, können Sie überleben. Das Überleben wird kein Spaziergang werden!

Verinnerlichen Sie diese Denkmuster regelmäßig – je bewusster Sie sich diese machen, desto besser. Setzen Sie sich ganz bewusst mit ihnen auseinander und überlegen Sie sich, wo es noch Verbesserungsbedarf für Sie gibt.

Soziales Prepping – Was das ist und warum Sie es unbedingt beachten sollten

In diesem Kapitel sprechen wir über soziales Prepping. Sie haben noch nie davon gehört? Keine Sorge, das ist nicht schlimm. Ich erkläre Ihnen ganz detailliert, was soziales Prepping ist. Auch Sie haben mit Sicherheit Menschen, die Sie lieben und die Ihnen am Herzen liegen. Seien es Ihre Freunde, Ihre Familie oder Ihre Kinder.

Im letzten Kapitel haben wir zwar besprochen, dass Sie selbst und Ihre Sicherheit an erster Stelle stehen sollten, aber dennoch wird es Ihnen wichtig sein, dass die Menschen, die Sie lieben, ebenfalls die drohenden Katastrophen überleben können. Denn was bringt es Ihnen, wenn Sie die einzige Person sind, die überlebt? Und genau deshalb ist soziales Prepping wichtig. Soziales Prepping bedeutet, sein Umfeld für drohende Gefahren zu sensibilisieren und darauf vorzubereiten, wie auch sie im Ernstfall überleben können.

Wenn Sie Kinder haben, die noch nicht für sich selbst entscheiden können, sollte für Sie an erster Stelle stehen, sie auf den Ernstfall vorzubereiten und sie in alle Ihre Überlegungen miteinzubeziehen. Erwachsene Menschen können Ihnen zwar am Herzen liegen, sie sind aber in erster Linie für sich selbst verantwortlich. Sie können nicht für alle anderen Menschen mitplanen und mitvorbereiten, jedoch können Sie diese Menschen mental darauf vorbereiten, was kommen könnte.

Aber Achtung: Wenn Sie merken, dass andere Menschen ein absolutes Desinteresse zeigen, sollten Sie sich Ihre Mühe sparen und Ihre Zeit besser und sinnvoller investieren. Wenn Sie jedoch merken, dass Sie eine Person überzeugen können, dann habe ich hier die besten Tipps und Tricks dafür vorbereitet:

- Erklären Sie sachlich, warum es genau wichtig ist, sich vorzubereiten. Erklären Sie den Menschen, die Sie beschützen wollen ganz genau, warum die Gefahr aktuell so hoch ist, dass ein Katastrophenzustand eintritt. Seien es die Spannungen zwischen Nordkorea und den USA, dem Iran und den USA, der Konflikt in der Ukraine, die Klimakrise oder eine erneute Pandemie. Nutzen Sie dafür sachliche Argumente und zeigen Sie Ihrem Gegenüber, dass er mit einem Blick in die aktuellen Nachrichten direkt feststellen kann, wie angespannt die Situation auf der Weltbühne gerade ist.

• Erklären Sie Ihrem Umfeld genau, wie die möglichen Katastrophenszenarien aussehen könnten. Natürlich wissen Sie nicht, wie genau eine Situation aussehen würde, bei der Sie Survivalwissen benötigen. Das weiß niemand genau. Aber Sie können die wahrscheinlichsten Szenarien grob skizzieren und erklären, wie sie wahrscheinlich ablaufen werden. So kann Ihr Umfeld besser verstehen, was genau passieren kann und warum es sich vorbereiten sollte.

• Erklären Sie dann sachlich, wie genau Ihr Umfeld sich auf die bevorstehenden Katastrophen vorbereiten kann. Nach den Erklärungen, was genau bevorstehen könnte, haben die Menschen in Ihrem Umfeld wahrscheinlich große Angst und machen sich Sorgen um die Zukunft. Diese Angst können Sie den Menschen nehmen, indem Sie ihnen erklären, dass sie sich mit relativ einfachen Mitteln vorbereiten und gegen das, was kommen kann, wappnen können.

• Nun ist es Zeit für die Details. Erklären Sie den Menschen in Ihrem Umfeld jetzt, wie Sie die bevorstehenden Katastrophen am besten überleben und möglichst unbeschadet daraus hervorgehen können. Erzählen Sie ihnen von all den Dingen, die Sie hier im Buch gelernt haben oder verschenken Sie das Buch direkt an andere Menschen.

• Ein besonders wichtiger Punkt: Klären Sie die Menschen in Ihrem Umfeld detailliert auf – aber bitte nicht über Ihre Strategien. Verraten Sie nicht zu viel von Ihren eigenen Vorbereitungen und Überlegungen. Denn wer zu viel von sich selbst preisgibt, kann am Ende das Nachsehen haben. Verraten Sie niemals, wo Sie Ihre eigenen Depots und Vorräte versteckt haben und was genau Sie für den Ernstfall vorbereitet haben. Sonst könnten andere Menschen am Ende Ihre Vorräte stehlen. Auch Menschen, denen Sie eigentlich vertrauen, können sich im Zweifelsfall gegen Sie wenden und Sie hintergehen – im Notfall ist sich jeder selbst der Nächste.

Ich hoffe, dass Ihnen diese Strategien und Tipps dabei helfen können, Ihnen nahestehende Personen von der Notwendigkeit von Vorbereitungen für den Ernstfall zu überzeugen. Verinnerlichen Sie aber dennoch immer wieder, dass Sie niemanden zu seinem Glück zwingen können. Sobald Sie merken, dass Sie mit Ihren Warnungen auf taube Ohren stoßen und gegen Wände rennen, sollten Sie Ihre Zeit besser investieren und die betreffenden Personen einfach sich selbst überlassen.

So kann es Ihnen gelingen, die Sicherheit in Ihrem Haus aufrechtzuerhalten
Stellen Sie sich vor, dass ein Katastrophenszenario eingetreten ist und alles, was Sie bisher gewohnt sind, und alles, auf das Sie sich bisher verlassen konnten, komplett auf den Kopf gestellt worden ist: Die Gesellschaft und ihre Ordnung sind absolut implodiert. Jetzt treten die menschlichen Urtriebe auf den Plan und es geht jedem nur noch um sich selbst und um sein nacktes Überleben – und eventuell um das seiner Familie.

Die dünne Schicht der Zivilisation bei uns Menschen ist sehr brüchig – die meisten Menschen sind nur einen Stromausfall davon entfernt, für drei Packungen Nudeln zu töten. Sie sind clever: Sie haben für sich und eventuell auch für Ihre Familie vorgesorgt – Sie haben sich für den Kauf dieses Buches entschieden. Allerdings werden die anderen Menschen schnell mitbekommen, dass es Ihnen und Ihrer Familie während der Krise besser geht als den meisten anderen Menschen. Und Menschen werden schnell misstrauisch und argwöhnisch, wenn sie mitbekommen, dass es anderen besser geht als ihnen selbst.

Sie werden schnell zum Schluss kommen, dass Sie für den Notfall vorgesorgt haben – und das wird Begehrlichkeiten wecken. Andere Menschen werden etwas von Ihren Vorräten abhaben wollen. Je länger die Krise und die Ausnahmesituation andauert, desto geringer werden die Hemmungen werden, Sie zu überfallen. Und genau deshalb habe ich dieses Kapitel geschrieben: Ich erkläre Ihnen hier detailliert, wie es Ihnen gelingen kann, Eindringlinge aus Ihrer Wohnung fernzuhalten und damit die Sicherheit in Ihrer Wohnung aufrechtzuerhalten.

• Sorgen Sie für Abschreckung: Wenn Ihre Wohnung von außen jedem signalisiert, dass jeder dort ohne Probleme eindringen und Sie überfallen kann, dann ist das quasi eine Einladung an andere Menschen dazu, bei Ihnen einzubrechen. Lassen Sie deshalb Ihre Fenster und Türen geschlossen und auch Ihre Rollläden unten, denn auch das hält Einbrecher fern. Kaufen Sie sich Kameras oder zumindest täuschend echt aussehende Attrappen, die ungebetene Gäste fernhalten. Wenn Sie in einem eigenen Haus wohnen, können Zäune auch dafür sorgen, Eindringlinge abzuhalten. Hier sind Hausbesitzer definitiv im Vorteil.

• Lassen Sie Ihre Wohnung niemals auskundschaften: weder von außen noch von innen.

Wenn Sie sich gut auf mögliche Bedrohungen vorbereitet haben, dann sollten Sie das anderen Menschen gegenüber nicht zu sehr erwähnen. Denn das könnte dazu führen, dass andere Menschen sich das merken und dann in schwierigen Zeiten zu Ihnen kommen, um Sie auszuplündern. Diskretion ist deswegen eine Ihrer wichtigsten Aufgaben. Lassen Sie deshalb niemals andere Menschen Ihre Wohnung oder Ihr Haus auskundschaften. Wenn Sie bemerken, dass sich Besucher beispielsweise für Ihren Grundriss, Ihre Vorräte oder andere Begebenheiten interessieren, sollten Sie das ansprechen und sich danach noch vorsichtiger verhalten. Machen Sie die Person darauf aufmerksam, dass man Sie nicht so leicht ausrauben kann und Sie wehrhaft sind.

• Halten Sie die Außenwelt genau im Blick – damit Ihnen nichts entgeht.

Seien Sie aufmerksam und achten Sie genau darauf, was um Sie und um Ihre Wohnung herum geschieht. Sollten Sie beispielsweise bemerken, dass es in Ihrer Umgebung unruhig wird, dann sollten Sie selbst vorsichtig werden. Und falls Sie bemerken, dass alle Ihre Nachbarn ihre Wohnungen verlassen haben, dann sollten Sie herausfinden, warum das so ist und es ihnen eventuell nachtun.

• Sprechen Sie alles mit Ihren Mitmenschen ab.

Damit im Notfall auch wirklich alle wissen, was zu tun ist, sollten Sie Ihr Vorgehen, mögliche Fluchtpläne und -routen im Detail mit den Personen besprechen, mit denen Sie zusammenleben. Nur wenn jeder genau weiß, was zu tun ist, sind Sie für den Ernstfall vorbereitet und wissen, was Sie tun müssen.

• Machen Sie es von der jeweiligen Situation abhängig, wie Ihre Wohnung oder Ihr Haus von außen aussehen sollte. Je nach Szenario ist es besser, wenn das Haus entweder verlassen oder bewohnt aussieht. Wenn beispielsweise draußen auf den Straßen Plünderer unterwegs sind, die leere Wohnungen ausrauben wollen, dann ist es besser, wenn Ihre Wohnung oder Ihr Haus bewohnt aussieht, weil das die Plünderer abschreckt. Sollten jedoch marodierende Banden unterwegs sein, die auf der Suche nach Menschen sind, dann sollte Ihre Wohnung von außen den Anschein erwecken, verlassen zu sein. Damit Sie genau wissen, wie Sie sich verhalten sollten, müssen Sie genau wissen, was in der Außenwelt passiert.

• Bereiten Sie sich auf Selbstverteidigungssituationen in der Wohnung vor. Wenn Sie Pfefferspray, einen Baseballschläger oder eine Schreckschusspistole in der Nähe der Wohnungstür haben, können Sie sich im Notfall gut selbst verteidigen. Diese Gegenstände bringen Ihnen aber nichts, wenn Sie sie erst umständlich suchen müssen. Alles, was Sie zur Selbstverteidigung benötigen, sollte in Sekunden verfügbar sein und nicht erst mühsam aus Schubladen und Schränken zusammengesucht werden müssen

• Richten Sie sich einen Panikraum ein! Haben Sie schon einmal etwas von Panik- bzw. Notschutzräumen gehört? Das sind Räume in einer Wohnung oder einem Haus, in die Sie sich zurückziehen können, sollten Eindringlinge ins Haus kommen. Sie könnten dort theoretisch mehrere Tage lang ohne Hilfe von außen überleben.

Wie Sie für Ordnung innerhalb Ihrer Wohnung sorgen – die soziale Ordnung aufrechterhalten:

In diesem Absatz habe ich für Sie noch einige Überlegungen vorbereitet, die viele Menschen vergessen, wenn sie sich auf den Ernstfall vorbereiten. Und zwar geht es hier um soziale Faktoren. Wenn Sie mit anderen Menschen gemeinsam in einer Krisensituation sind, bietet das Vor- aber auch Nachteile. Belastende Situationen führen dazu, dass Familien und Freunde entweder deutlich enger zusammengeschweißt werden oder es durch die stressige Situation zu deutlich mehr Streitereien kommt als sonst.

Aber warum genau ist das wichtig? Das soziale Gefüge, in dem Sie leben, ist für Ihre Überlebenswahrscheinlichkeiten enorm wichtig. Denn wenn Sie mit anderen Menschen zusammenleben, schreckt das auf der einen Seite Angreifer ab, führt aber auch dazu, dass es mehr Konfliktpotenziale gibt. Damit diese Konfliktpotenziale möglichst entschärft werden, sollten Sie diese Regeln beachten:

- Seien Sie sich bewusst, wie wichtig Ihr Zusammenhalt ist.

Nur wenn Sie und die Menschen, mit denen Sie zusammenleben, wissen, wie wichtig Ihr Zusammenhalt ist, können Sie alle an einem Strang ziehen und die Krisensituation überstehen. Wenn Sie nicht zusammenhalten, sind Sie leichte Beute für äußere Feinde.

- Machen Sie sich bewusst, wie hoch das Risiko ist, zu sterben, wenn Sie sich zerstreiten.

Erklären Sie Ihrer Familie, wie gering die Aussicht auf Überleben ist, wenn der Familienverband auseinanderbricht und Sie durch einen Streit entzweit werden. Nicht jedes Familienmitglied ist so gut auf die Krisensituation vorbereitet, wie es der Fall sein sollte.

- Legen Sie klare Regeln fest.

Investieren Sie am besten jetzt schon Zeit darin, genau festzulegen, welche Regeln im Notfall gelten sollten. Denn je genauer das festgelegt ist, desto weniger Streit oder Unstimmigkeiten werden entstehen. Wichtig ist auch, dass alle Beteiligten die Regeln genau kennen.

- Verteilen Sie alle Aufgaben an feste Zuständige.

Dieser Vorschlag baut auf dem mit den Regeln auf. Es ist besonders sinnvoll, wenn Sie alle anstehenden Aufgaben an einen jeweils festen Zuständigen delegieren. So könnte zum Beispiel eine Person für die Vorräte zuständig sein, ein anderer könnte kochen und einer die Flucht organisieren. Machen Sie sich außerdem jetzt schon Gedanken darüber, mit wem Sie im Ernstfall überhaupt zusammenleben wollen. Wollen Sie die Krise allein durchstehen? Oder mit Ihrer Kernfamilie? Vielleicht sogar mit Freunden? Alle genannten Konstellationen haben Vor- und Nachteile. Denn kleine Gruppen oder sogar Einzelpersonen sind unauffälliger, es gibt weniger Streit und Probleme. Dafür stellen größere Gruppen mehr Schutz bereit und häufig sind mehr Menschen besser dazu in der Lage, komplexe Situationen zu meistern, da mehr Talente und Fähigkeiten vorhanden sind. Außerdem sollten Sie sich immer darüber bewusst sein, dass Sie sich auf die anderen Menschen verlassen können. Und wenn wir ehrlich sind, kann man sich auf sehr viele andere Menschen im Notfall eben doch nicht verlassen ...

• Führen Sie regelmäßige Treffen ein.
Es ist wichtig für Ihren Zusammenhalt, dass Sie regelmäßige Zusammenkünfte haben, in denen Sie offen und ehrlich über die aktuelle Situation Ihres Verbandes sprechen können. Denn nur wenn jeder über das sprechen kann, was ihm auf dem Herzen liegt und ihn belastet, können Konflikte vermieden werden.

• Bestimmen Sie gemeinsam einen Anführer, der im Zweifelsfall entscheiden darf, ohne sich abstimmen zu müssen.
Es ist wichtig, dass es bei Ihnen in der Gruppe eine Hierarchie gibt. Selbst dann, wenn Sie nur zu zweit sind. Denn in brenzligen Situationen sollte klar sein, wer das Zepter in der Hand hält und schnelle Entscheidungen treffen darf. Wenn die Zeit einmal drängt und eine schnelle Entscheidung getroffen werden muss, sollte nicht erst damit angefangen werden, zu diskutieren.

Ich hoffe sehr, dass Ihnen diese Überlegungen weitergeholfen haben. Vergessen Sie nie, dass die Sicherheit in Ihrem Haus und Ihrer Wohnung nicht nur von äußeren Faktoren abhängt, sondern auch davon, wie das soziale Miteinander verläuft. Ein familiärer Verbund, der komplett zerstritten ist und in dem keine klaren Zuständigkeiten verteilt worden sind, ist ein leichtes Ziel für Angreifer.

Wie Sie Panik vermeiden und besiegen können – Eine Schritt-für-Schritt-Anleitung für Krisensituationen

Wenn eine Situation eintrifft, in der Sie Ihre Survival-Kenntnisse benötigen, dann ist das auf jeden Fall eine existenzielle Krise für Sie. Und Menschen sind darauf gepolt, in existenziellen Krisen in Panik zu verfallen. Das liegt daran, dass Situationen, die wir nicht mehr kontrollieren können und denen wir hilflos ausgeliefert sind, uns das Gefühl geben, den Gewalten hilflos gegenüberzustehen. Sie brauchen sich nicht dafür zu schämen, wenn Sie Panik empfinden. Aber es ist wichtig, dass Sie genau wissen, wie Sie gegen die Panik ankommen und sie besiegen können:

• Bleiben Sie stark und sagen Sie sich mantraartig, dass Sie etwas schaffen werden und dass Sie durchhalten müssen.
• Bleiben Sie ruhig. Wenn das nicht gelingt, sollten Sie einige Male tief durchatmen.

- Versuchen Sie, die Situation zu strukturieren und in kleine Abschnitte zu teilen und so zu analysieren. Fragen Sie sich genau, was die Situation so beängstigend macht und machen Sie sich bewusst, dass Sie alles in Ihrer Macht Stehende getan haben, um sich optimal vorzubereiten.

- Versuchen Sie, sich mit anderen Beschäftigungen abzulenken.

- Versuchen Sie, sich mit Affirmationen selbst neu zu fokussieren: Sagen Sie sich dafür immer wieder selbst, dass Sie ruhig bleiben. Ihr Unterbewusstsein wird diese Botschaft aufnehmen und sie in die Tat umsetzen. Sie werden tatsächlich ruhig bleiben!

- Sollten Sie in einer Gruppe unterwegs sein und merken, dass sich Panik ausbreitet, dann sollten Sie sich auf sich selbst fokussieren. Lassen Sie sich von dieser Panik nicht anstecken, sondern versuchen Sie, die anderen Menschen abzulenken und ein Vertrauensverhältnis zu ihnen aufzubauen, über das Sie sie erreichen können.

Survival in der Stadt

Die Stadt ist ein ganz eigenes Pflaster – viele Menschen auf engem Raum. Instinktiv sagen wir, dass wir in einer Katastrophensituation die Stadt verlassen sollten. Doch das ist zum einen nicht immer die intelligenteste Lösung und zum anderen kann in manchen Szenarien die Stadt auch die besseren Überlebenschancen bieten. Überlegen wir doch mal gemeinsam:

Es gibt viele Menschen in der Stadt und ja, da wird auch der eine oder andere nicht so nette Zeitgenosse dabei sein. Dennoch kann die Gruppe auch einen gewissen Schutz bieten. Wenn Sie Nachbarn haben, mit denen Sie sich gut verstehen, können Sie sich gegenseitig schützen und helfen.

Wenn Sie gemeinsam vorsorgen, können Sie sich ergänzen und aushelfen. Überlegen Sie gut, wo Sie eher überleben: In einer Gruppe, die sich gegenseitig schützt, in einem festen Haus, das sich verbarrikadieren und verteidigen lässt, oder allein oder mit der Familie im Wald, vielleicht mit kleinen Kindern, ohne feste Unterkunft, die man sichern und verteidigen kann.

Das Überleben in der Stadt, das sogenannte Urban-Survival, ist ein wenig anders als das übliche Survival. Diese Überlebenskunst lebt sehr viel stärker von der Vorbereitung und vor allem von der richtigen Ausrüstung.

STADT – LAND – FLUSS, WO LEBEN WIR EIGENTLICH?

Wo bin ich?

Um in der Stadt zu überleben, gibt es einen Punkt, den Sie unbedingt sorgfältig abarbeiten müssen:

Lernen Sie Ihre Umgebung kennen!

Das ist, als würden Sie im Wald oder in der Natur überleben wollen. Auch dann sollten Sie im Vorfeld schon wissen, wo Sie Wasser finden, wo Pilze wachsen und wo es essbare Pflanzen gibt. Das ist Ihre wichtigste Lektion und die, die Sie am ausführlichsten durchführen sollten.

1. Wo leben Sie?
2. Wie weit ist es zum nächsten Wald, Feld, Bach oder Fluss?
3. Wie viel Raum haben Sie und wie viel davon können Sie erübrigen, um Vorräte und Ausrüstung zu lagern oder auch, um eigenes Gemüse zu ziehen?

Die meisten Menschen leben heute eng gedrängt in mehr oder weniger großen Städten auf kleinem Raum. Nur wenige haben einen Garten und selbst einen Balkon haben nicht viele. Balkon? Garten? Was hat das mit Survival zu tun?

Na ja, in einem Garten oder auf dem Balkon kann man Gemüse und Obst pflanzen und das ist ein wichtiger Punkt für das Thema Survival. Wenn man davon ausgeht, dass etwa aufgrund einer Naturkatastrophe die Straßen und Wege zu einem Ort nicht mehr befahrbar sind und somit auch nur wenig bis kein Nachschub an Lebensmitteln möglich ist, dann sind eigenes Gemüse und Obst Gold wert. Sie bereichern Ihren Vorrat um frische Vitamine und Sie können sie auch gegen andere Sachen tauschen, die Sie brauchen. Aber keine Angst: Man kann auch in einer Wohnung ohne Balkon Gemüse ziehen. Sie brauchen im Endeffekt nur freie Fensterbänke. Sie haben doch freie Fensterbänke, oder? Um mit dem Survival zu beginnen, ist Ihre erste Aufgabe also, sich in Ihrer Wohnung und in Ihrem Haus umzusehen. Betrachten Sie auch Ihren Keller als möglichen Lagerort. Wenn Sie noch keine Vorräte haben und noch nie Gemüse oder Obst gezogen haben, schauen Sie erst einmal, wo Sie Platz schaffen können. Haben Sie vielleicht eine kleine Abstellkammer? Platz im Keller oder einen Schrank, in dem eh nur Zeug steht, das Sie eigentlich nicht mehr brauchen?

Perfekt! Räumen Sie jetzt diesen Raum oder Schrank leer, wenn nicht vorhanden, dann bringen Sie Regalbretter an. Wenn Sie im Keller lagern wollen, bauen Sie vielleicht einen kleinen Schrank auf, in dem Sie Vorräte sicher vor Mäusen lagern können. Alternativ kann man natürlich auch normale Regale nehmen und dann den Vorrat ordentlich in Kisten verpacken. Das ist genauso mäusesicher. Dasselbe gilt für Fensterbänke. Trennen Sie sich von Nippes und unnützen Blumen und nutzen Sie den Platz in Zukunft für Ihr Gemüse.

Sie wohnen im Dachgeschoss und haben keine Fensterbank? Na, dann stellen Sie einen Tisch oder ein Regal unter das Dachfenster und nutzen Sie diesen Bereich für Ihr Gemüse. Aber das ist doch hässlich? Na ja, wenn man anfängt vielleicht, aber wenn die Pflanzen größer sind, haben sie Blüten, wenn sich die Früchte zu bilden anfangen, ist das doch spannend. Vor allem wenn Sie Kinder haben, können Sie daraus ein richtiges wissenschaftliches Experiment machen. Machen Sie sich bewusst, dass es hier um Ihr Survival geht, gerade wenn Sie damit hadern, Platz zu schaffen. Wollen Sie sich ernsthaft mit Survival beschäftigen oder haben Sie das Buch nur gekauft, um mal zu schmökern? Also ran an die Buletten und loslegen.

Stichwort Schrebergarten
Ich empfehle Stadtmenschen dennoch häufig und von ganzem Herzen, sich einen kleinen Garten zuzulegen.

Klar, die Grundstückspreise oder die Preise für Häuser oder Wohnungen mit Garten sind in Städten exorbitant hoch und für Normalverdiener kaum bis gar nicht zu bezahlen. Aber: Wer einen kleinen Garten zur Selbstversorgung haben möchte, sollte zumindest einmal in Betracht ziehen, einen Schrebergarten bzw. einen Kleingarten zu pachten.

Schrebergärten gibt es in allen Städten. Meistens gehören sie zu Vereinen, die sich um die Verwaltung der riesigen Gartenanlagen kümmern und die öffentlichen Grünflächen der Anlagen verwalten. Wer so einen Garten pachten möchte, muss sich meist auf eine Warteliste setzen lassen. Seit der Coronapandemie erfreuen sich Kleingärten einer enormen Beliebtheit und die Gartenvereine werden von jungen Familien und Singles gestürmt. Wichtig ist also, dass Sie sich bei Interesse so schnell wie möglich um eine Parzelle bemühen. Wer das Glück hat und eine Parzelle bekommt, muss in den meisten Fällen eine Ablöse an den vorherigen Pächter bezahlen. Das ist der Kaufpreis für Gerätschaften, Pflanzen und ein eventuelles Häuschen bzw. eine Datscha auf dem Grundstück. Die meisten Kleingärten verfügen über einen Strom- und Wasseranschluss. Neben der Ablöse muss zusätzlich noch eine jährliche Pacht verrichtet werden. Diese beträgt meistens zwischen 200 und 500 Euro, was relativ günstig ist und auch von Menschen mit geringem Einkommen problemlos finanziert werden kann.

Achtung: Wer sich für eine Parzelle in einem Kleingartenverein entscheidet, muss jedes Jahr eine bestimmte Summe an Arbeitsstunden für das Allgemeinwohl ableisten und sich an Vorschriften zur Bepflanzung halten. Meistens wird vorgegeben, dass ein bestimmter Prozentsatz der Quadratmeter im Garten mit Nutzpflanzen wie Gemüse bewirtschaftet sein muss. Das kommt Ihnen aber entgegen. Denn schließlich ist Ihr Ziel, sich möglichst autark mit Lebensmitteln für den Notfall versorgen zu können.

Meinen eigenen Erfahrungen nach benötigen Sie ca. 150 Quadratmeter reine Anbaufläche, um eine Person komplett mit Gemüse und Kartoffeln versorgen zu können. Für zwei Personen benötigen Sie also 300 Quadratmeter Fläche, für drei 450 Quadratmeter und so weiter. Für ein Kind benötigen Sie je nach Alter zwischen 50 und 100 Quadratmeter reine Anbaufläche. Behalten Sie diese Werte im Hinterkopf, wenn Sie sich um einen Kleingarten bemühen. Da nicht der ganze Garten bepflanzt werden kann, Sie noch Platz für Wege, sonstige Flächen, Hecken und ein Häuschen benötigen, sollten Sie für zwei Personen einen Garten von mindestens 400 Quadratmetern Fläche auswählen.

Aber ein Kleingarten mit Datscha verhilft Ihnen nicht nur zu mehr Autarkie bei der Lebensmittelversorgung: Er bietet Ihnen auch Sicherheit. Im Notfall können Sie sich in Ihren Garten zurückziehen. Wenn Sie auf der Flucht sind, werden Sie bestimmt nicht so schnell in Ihrer Datscha vermutet. Außerdem können Sie dort auch Vorräte und wichtige Ausrüstung für die Flucht und Ihr Überleben lagern.

Lassen Sie sich diese Idee einfach einmal durch den Kopf gehen – sie hat fast nur Vorteile. Klar – einen Garten zu bewirtschaften, kostet Zeit. Sie sparen dadurch aber auch viel Geld und vielen Menschen macht das Gärtnern außerdem einfach jede Menge Spaß. Probieren Sie es aus!

Meine Nachbarn?

Nachdem Sie Ihre Wohnung oder das Haus untersucht und Platz geschaffen haben, schauen wir uns erst einmal Ihre Umgebung an.

- Wie ist Ihre Straße aufgebaut?
- Wer sind Ihre Nachbarn?
- Haben Sie Freunde in der Nachbarschaft?
- Können Sie sich im Notfall auf jemanden in der Nachbarschaft verlassen?

Eine gute Nachbarschaft ist Gold wert. Sie kann, wenn man mal krank ist, bei der Versorgung helfen. Im Falle einer Katastrophe hilft man sich aus, anstatt gegeneinander zu arbeiten. Das ist ein wichtiger Punkt für das Survival in der Stadt. Lernen Sie Ihre Nachbarn kennen, treffen Sie sich, reden Sie und helfen Sie einander auch außerhalb von Problemen, um dann im Fall der Fälle einen Rückhalt zu haben, auf den Sie sich verlassen können. Sehr hilfreich für das Kennenlernen sind Straßenfeste oder, wenn Sie in einem größeren Mietshaus wohnen, das Organisieren einer Party mit allen Nachbarn im Hof oder im Garten.

Gehen Sie auf die Menschen zu. Vielleicht ist da auch der eine oder andere, der keinen Kontakt will, aber Sie werden auch viele Menschen finden, die sich darüber freuen, wenn man ihnen Freundschaft anbietet. Gerade ältere Menschen, die vielleicht einsam sind.

Und womit hilft Ihnen ein älterer Mensch im Notfall? Ganz einfach, er hat Erfahrungen, je nach Alter kennt er noch die Not nach dem Krieg und was sie alles getan haben, um zu überleben. Gehen Sie hin und hören Sie zu. Irgendwann wird dieser ganze Wissensschatz nicht mehr sein. Nutzen Sie die Zeit, um zu lernen. Hier sind Sie der hilfreiche Part in einem Notfall, aber vielleicht können Sie auch gemeinsam mit diesem Vorräte anlegen. Ihre Nachbarn wissen vielleicht noch, wie man einkocht und Nahrung haltbar macht. Vielleicht haben sie sogar einen Entsafter oder einen Einkochtopf mit den entsprechenden Gläsern. Außerdem kann man, wenn man gemeinsam Vorräte anlegt, Platz teilen. Aber nicht nur alte Menschen können wertvolle Wissensressourcen bereithalten. Auch Menschen aus Krisengebieten haben Not und den Kampf ums Überleben erlebt. Sie können in einem Notfall viele Ideen und Tipps parat halten.

Wie komme ich weg?
Als Nächstes schauen Sie sich die Routen an, die Sie nehmen können, um im Notfall die Stadt verlassen zu können. Viele Wege führen nach Rom, aber man kann sich auch schnell mal verlaufen, etwa wenn eine Straße blockiert ist und man ausweichen muss. Laufen Sie alle Wege ab, die aus Ihrem Ort herausführen. Beobachten Sie die Umgebung, durch die Sie gehen, und überlegen Sie, wo es am wahrscheinlichsten im Notfall zu Blockaden kommen kann, sei es durch Menschenmassen oder, wenn ein Fluss durch Ihren Ort fließt, durch eine Überschwemmung. Wo sind Brennpunkte von Menschen, die es mit Leben und Eigentum anderer nicht so genau nehmen und die im Falle einer Notlage eher zu Gewalt neigen?

Planen Sie, nachdem Sie alle Wege abgegangen sind, mögliche Fluchtrouten und zeichnen Sie Bereiche ein, die Sie auf der Flucht meiden sollten, um nicht aus Versehen beim Ausweichen in diese Bereiche zu geraten. Wichtig: Nicht fahren, sondern gehen, weil Fahrzeuge teilweise schlechter durchkommen als ein Mensch zu Fuß.

Wenn Sie die Wege zu Fuß erfasst und geplant haben, überlegen Sie sich auch Alternativen mit dem Fahrzeug. Setzen Sie die gleichen Blockade-Szenarien an wie zu Fuß, also Hochwasser, Menschenmassen, durch Sturmschäden blockierte Straßen. Überlegen Sie, welche Wege am wahrscheinlichsten lange befahrbar sein werden. Machen Sie sich auch klar, dass gerade Hauptstraßen sehr schnell von Fahrzeugen verstopft sein können, wenn viele Menschen den Ort verlassen wollen. Schauen Sie entsprechend nach möglichen Schleichpfaden. Auch hier ist die Kommunikation mit Nachbarn hilfreich. Mitunter weiß der eine oder andere Wege aus dem Ort hinaus, die Sie selbst noch nicht kennen, weil Sie bisher keine Notwendigkeit gesehen haben, diese zu suchen und zu nutzen.

Wohin geht es?
Sie sind nun raus aus der Stadt, doch wohin wenden Sie sich zuerst?

Wo gibt es Wasser?

Wie schon erwähnt, ist die Versorgung mit Wasser das Wichtigste, was es gibt. Auch wenn man Wasservorräte mitnimmt, irgendwann gehen diese zu Ende. Die nächste Frage: Wo finde ich Nahrung? Ist der nächste Wald ein Nadelwald, wird es schwer, da unter Nadelbäumen keine so reichhaltige Pflanzendecke wachsen kann. Besser ist ein lichter Laub- oder Mischwald. Hier findet man in der Regel neben den essbaren Teilen der Bäume auch im Unterholz diverse essbare Pflanzen. Halten Sie nach Lichtungen

Ausschau, auf denen im Frühling und Sommer ein reichhaltiges Angebot von Blütenpflanzen wächst. Man kann nicht alle essen, aber die Wahrscheinlichkeit ist hoch, zwischen den Pflanzen auch Wild- und Heilkräuter zu finden. Erwandern Sie sich Ihre Umgebung und die möglichen Rückzugsorte. Zeichnen Sie sich in einer Wanderkarte reichhaltige Lichtungen ein. Auch Streuobstwiesen und Beerensträucher im Unterholz sind wichtige Anlaufstellen, die man aufzeichnen sollte. Aber Achtung: Solange kein Notfall herrscht, sind die Früchte auf Streuobstwiesen tabu. In der Regel gehören sie jemandem. Anders verhält es sich mit Beerensträuchern an Wegrändern und im Unterholz, da darf so viel gepflückt werden, wie man möchte. Achten Sie aber darauf, die Pflanzen nicht zu beschädigen. Die Idee ist ja, dass diese auch dann noch dort zu finden sind, wenn Sie in einer Notsituation sind und diese Beeren wirklich brauchen.

Warum Sie alles in einer Karte eintragen sollen?

Ganz einfach: Eine Karte kann man einfach mitnehmen, sie nimmt nicht viel Platz weg und sie braucht vor allem keinen Strom, um zu funktionieren. Ganz im Gegensatz zu Ihrem Handy, einem Navi oder ähnlichem technischem Gerät, in denen man diese Daten ebenfalls speichern könnte.

Natürlich können Sie das zusätzlich tun, aber in einem Notfall müssen Sie immer damit rechnen, keinen Strom mehr zur Verfügung zu haben, also ist es ein wichtiger Punkt im Survival, alles so vorzubereiten, dass man zur Not auch mit einfachsten Hilfsmitteln weiterkommt.

Panik vor dem ständigen Wandern?

Sehen Sie es als Training für eine echte Notsituation an. Denken Sie daran: Man weiß nie, wann oder in welcher Art eine Situation auf uns zukommt, in der Sie Ihre Survivalfähigkeiten anwenden müssen. Es ist also wichtig, zu trainieren, um im Notfall dann auch in der Lage zu sein, mit schwerem Gepäck an die Orte zu flüchten, die Sie in Ihre Karte eingetragen haben.

Ich würde Ihnen deshalb von ganzem Herzen empfehlen, regelmäßig weite Strecken zurückzulegen. Nehmen Sie sich doch fest vor, einmal pro Woche mindestens zehn Kilometer am Stück zu wandern – und packen Sie dafür ordentlich Gepäck ein. Gehen Sie am besten in einer landschaftlich reizvollen Gegend wandern, dann macht das Ganze viel mehr Spaß. Sie werden dabei wie von allein fitter und fitter. Wenn Sie mit zehn Kilometern pro Wanderung anfangen, können Sie sich Monat um Monat hochschrauben und immer weitere Strecken zurücklegen. Wenn Sie pro Tag 30 Kilometer zurücklegen können, ist das schon wirklich sehr gut.

Eine tolle Alternative ist auch noch Radfahren. Zwar gilt nach wie vor, dass Sie zu Fuß am flexibelsten unterwegs sind, aber je nachdem, wie gut die Wege in Ihrer

Umgebung ausgebaut sind, bietet es sich auch an, mit dem Rad zu fliehen. Ihre wichtigsten Ausrüstungsgegenstände können Sie dann ganz bequem mit einem Radanhänger transportieren. Aber Achtung: Sie sind mit dem Rad zwar deutlich schneller unterwegs als zu Fuß, aber auch auffälliger. Außerdem können Sie nicht so viele Wege nutzen wie zu Fuß.

Die Wahl des richtigen Fortbewegungsmittels ist immer auch mit einer Abwägung verschiedener Risiken verbunden. Verlassen Sie sich am Ende auf Ihr Gefühl.

Diese Aufgabe ist die wichtigste und davon abgesehen auch die langwierigste.

Und es kommen noch einige Teilaufgaben dazu, um die Karte zu vervollständigen.

WORAUF MÜSSEN SIE IN DER STADT BESONDERS ACHTEN?

Sie haben nun Ihre Umgebung studiert, mögliche Fluchtrouten und potenziell gefährliche Bereiche identifiziert. Nun werden wir konkreter.

Was ist wichtig in einem Ernstfall? Wasser und Nahrung.

Holen Sie sich Ihre Karte hervor. Da haben Sie ja schon Zielpunkte für Wasser und Nahrung außerhalb verzeichnet. Nun schauen Sie, wo es in Ihrer unmittelbaren Umgebung Ressourcen gibt. Das wären Supermärkte und öffentliche Brunnen – am besten alte historische Brunnen, da diese oftmals nicht vom Druck in den Wasserleitungen abhängig sind. Viele alte Brunnen sitzen auf Quellen oder funktionieren durch ein Gefällesystem, und zwar nicht erst seit gestern, sondern mitunter schon seit Jahrhunderten. Solange niemand auf die Idee kam, den Brunnen umzurüsten, aufzurüsten oder zu modernisieren, haben Sie eine mögliche Wasserressource.

Falls Sie keinen sichtbaren Brunnen finden, ist das nicht unbedingt ein Drama, Sie müssen Ihre Vorbereitungen halt auf das einstellen, was es in Ihrer Umgebung gibt. Supermärkte sind natürlich immer Anlaufpunkt für Ressourcen, können aber in einem Ernstfall auch Plünderer anziehen. Überlegen Sie genau, unter welchen Umständen Sie einen Supermarkt als Ressourcenquelle ansehen und zu welchem Zeitpunkt eines Notfalls Sie diesen ansteuern. Wenn zum Beispiel bei einem europaweiten Stromausfall die Lkw nach einer Weile nicht mehr fahren können, weil kein Sprit da ist, ist es natürlich wichtig, sich in den ersten Tagen einzudecken, in denen noch Nachschub kommt. Dabei ist es noch wichtig, zu bedenken, dass Geldautomaten und Co. auch nicht mehr funktionieren.

Bargeld und Tauschwaren können nun wichtige Vorräte sein. Auch ein nahegelegener Bauernhof kann eine Ressourcenquelle sein. Machen Sie Höfe in der Umgebung Ihres Wohnortes aus und schauen Sie, wer vielleicht einen Hofladen betreibt. Unterstützen Sie die Bauern und kaufen Sie am Hof. Machen Sie sich bekannt, freunden Sie sich an und legen Sie sich vor allem Tauschwaren und Bargeld zum Vorrat, um bei den Bauern im Notfall benötigte Nahrungsmittel einzutauschen. Was für Ressourcen gibt es noch, die man brauchen kann? Holz zum Feuern, aber auch zum Verbarrikadieren im Ernstfall. Wo findet man das in sinnvoller Nähe? Werkzeug: Wenn Sie nur eine kleine Wohnung haben, können Sie sich kaum eine große Werkzeugsammlung anlegen. Tun Sie sich mit Nachbarn zusammen oder schauen Sie, wo es in Ihrer Nähe Handwerker gibt, die im Notfall mit Werkzeug aushelfen können. Freunden Sie sich an, finden Sie heraus, was gute Tauschwaren wären, und legen Sie diese anstelle des Werkzeugs zum Vorrat.

Worauf sollten Sie in der Umgebung noch achten?

Ganz einfach: Laut Notfallverordnung soll der Bund innerhalb von 2 Wochen eine Notversorgung mit Essen und Wasser installiert haben. Überlegen Sie, wo in Ihrer Umgebung strategisch sinnvolle Ausgabepunkte wären, sodass ein großer Teil von Menschen diesen Punkt gut erreichen kann. Solche strategischen Punkte tragen Sie ebenfalls in Ihrer Karte ein. Durchforsten Sie dabei nicht nur Ihre unmittelbare Umgebung, sondern möglichst alle Bereiche Ihres Wohnortes. Es wäre blöd, wenn Sie im Notfall hören, dass es da und da Ausgabestellen gibt und Sie keine Ahnung haben, wo das ist oder wie man dahinkommt.

Gefahreneinschätzung

Da das Thema Gefahren sehr wichtig ist, möchte ich auf die kritischen Bereiche eingehen, die Sie sich ggf. schon in Ihrer Karte notiert haben.

Verurteilen Sie niemanden voreilig, weil er vielleicht anderer Herkunft ist. Natürlich haben Flüchtlinge aus Krisengebieten schon einiges durchgemacht und dementsprechend ganz andere Hemmschwellen, aber sie haben auch einiges durchgemacht und wissen, wie man überlebt, sonst wären sie nicht hierhergekommen. Es ist also nicht verkehrt, vor allem jene mit Familien zu beobachten, denn die werden kaum in den größten Tumult rennen und sich um Ressourcen prügeln. Sie haben einen Blick für Menschen, die gefährlich sind, weil sie auf ihrer Flucht mit solchen Menschen Erfahrungen gesammelt haben. Erfahrung, die Sie selbst nicht haben. Haben Sie also eine solche Familie in Ihrer Umgebung, schadet es nicht, sich anzufreunden, im Krisenfall haben diese unschätzbar wertvolle Erfahrungen.

Seien Sie also immer auf der Hut – vor gefährlichen Menschen genauso wie vor voreiligen Schlussfolgerungen.

Am besten schätzen Sie Menschen ein, indem Sie diese genau beobachten. Lernen Sie die Menschen in Ihrer Umgebung vor einer Krise kennen, ehe Sie alle ein Problem haben, und erforschen Sie das Verhalten der Menschen.

Wenn Sie die Beobachtungen ernsthaft durchführen und am besten auch protokollieren, als Tagebuch oder Ähnliches, haben Sie in einer Krise eine viel bessere Chance, die Menschen einzuschätzen und Gefahrensituationen zu vermeiden sowie hilfreiche Menschen im Notfall direkt ansprechen zu können. Dann wissen Sie, wenn gewisse Personen sich vor einem Supermarkt treffen, ob Sie in diesen gefahrlos gehen können oder ob es besser ist, einen anderen aufzusuchen, weil vermutlich bald ein Sturm in Form einer Plünderung bevorsteht. Da wollen Sie nicht zwischen die Fronten geraten.

Was gehört noch zum Thema Gefahreneinschätzung? Nun habe ich ja viel über die Gefahr geschrieben, die von Menschen ausgeht, doch gerade im Bereich Flutkatastrophe oder auch Lawinenabgang und Erdbeben haben wir ja noch mit anderen Gefahren zu rechnen.

Ist das Gebäude noch sicher? Kann ich es betreten oder gar ein höheres Stockwerk erklimmen, ohne dass es zusammenbricht?

Solange Sie kein Bausachverständiger sind, schalten Sie hier den gesunden Menschenverstand ein. Beschädigungen an tragenden Wänden sind immer ein Zeichen, dass man vorsichtig sein muss. Ist eine tragende Wand, etwa ein Giebel, komplett weg, ist das Betreten des Gebäudes bereits sehr gefährlich, fehlt mehr als eine tragende Wand, herrscht Lebensgefahr.

Besonders gefährlich ist es in der Stadt, wenn bei Stromausfall oder gar EMP Brände entstehen. Da in diesem Fall auch kein Telefon oder Handynetz funktioniert, ist es schon ein Akt, überhaupt die Feuerwehr zu rufen, und dann ist noch die Frage, ob die Wasserversorgung noch intakt ist. Es gibt tatsächlich für die Feuerwehr ein vom Trinkwassersystem unabhängiges Notversorgungssystem, das mit gesicherten Pumpen läuft, doch das nützt wenig, wenn die Feuerwehr erst gar nicht kommt.

In diesem Fall ist es wirklich überlebenswichtig, die Situation genau einzuschätzen. Können Sie und Ihre Nachbarn selbst etwas tun, etwa um ein Übergreifen des Brandes auf andere Häuser zu verhindern, oder sollten Sie lieber das Weite suchen?

Das ist stark abhängig von der Bebauung. Früher hatten die Häuserzeilen Brandschutzwände, diese waren höher als das Dach und extra dick, um das Übergreifen eines Brandes auf das Nachbarhaus zu verhindern. Okay, funktionierte auch nicht immer, aber doch in gewissem Umfang. Diese Schutzeinrichtung gibt es bei modernen Häuserzeilen leider nicht mehr. Man baut billig eng an eng. Wohnblöcke, die ab den 50ern gebaut wurden, kranken daran, dass diese Wände nicht mehr vorhanden sind.

Aber nicht nur da haben wir ein Problem, auch die modernen Dämmfassaden sind im Brandfall nicht ungefährlich. Vielfach wurde styroporähnliches Material verwendet, das leider nicht feuerfest ist. Wenn es in Brand gerät, zieht es das Feuer über die Fassade und erhöht die Gefahr, dass auch Nachbargebäude in Brand geraten. In dem Falle sollten Sie das Weite suchen, denn ohne professionelles Gerät können Sie das kaum selbst löschen. Hinzu kommen giftige Dämpfe, die beim Verbrennungsprozess des Dämmmaterials entstehen. Glück hingegen haben Sie, wenn die Dämmung mit Steinwolleplatten gefertigt wurde. Die sind tatsächlich feuerfest und können brandhemmend wirken. Aber wer weiß das schon, wenn ein Feuer in der Stadt ausbricht.

Was ich damit sagen will: Beobachten Sie immer Ihre Umgebung, wenn etwas passiert, seien Sie informiert, seien Sie neugierig und begutachten Sie das Problem nicht durch Hörensagen, sondern durch Sehen.

Entscheiden Sie immer mit dem gesunden Menschenverstand und begeben Sie sich nicht unnötig in Gefahr. In einer Notsituation ist nämlich auch die ärztliche Versorgung eingeschränkt. Wenn Sie sich verletzen, kann es sein, dass Sie nicht fachgerecht versorgt werden können. In der Folge kann das Infektionen nach sich ziehen, die man ggf. nicht in den Griff bekommt, etwa weil keine Antibiotika zur Verfügung stehen.

So, nun aber weg von der Umgebung und zu Ihren klaren Vorbereitungen.

Bonus: Mit Kindern auf der Flucht

Eine Flucht ist immer und grundsätzlich eine extrem herausfordernde Situation. Schon wenn Sie allein sind, sind die physischen und psychischen Belastungen enorm und für einige Menschen kaum auszuhalten.

Sobald Sie in einer Gruppe unterwegs sind, sind die psychischen Belastungen leichter auszuhalten, dafür werden andere Dinge erschwert, zum Beispiel wird es mit mehreren Menschen deutlich schwieriger, sich unauffällig zu bewegen. Je mehr Menschen auf einmal unterwegs sind, desto eher werden Sie mit Ihrer Gruppe auffallen. Sobald Ihre Gruppe (oder Ihr Familienverband) noch um Kinder ergänzt wird, verkompliziert sich die ganze Situation zusätzlich.

Je nach Alter der Kinder erwarten Sie unterschiedliche Herausforderungen, die die

Flucht weiter erschweren. Dennoch sollten Sie den Kopf nicht in den Sand stecken. Ich erkläre Ihnen in diesem Kapitel, was die größten Schwierigkeiten sind und wie Sie ihnen begegnen können.

• Die Versorgung von Babys auf der Flucht ist besonders schwierig.
Babys und Kleinkinder haben viele besondere Bedürfnisse. Diesen Bedürfnissen auf der Flucht gerecht zu werden, ist besonders schwierig. Sterile Säuglingsnahrung zu beschaffen, ist auf der Flucht ein Ding der Unmöglichkeit. Und auch an Windeln zu kommen, ist schwierig. Babys brauchen ein sicheres und stabiles Umfeld, viel Ruhe und strukturierte Tagesabläufe. Das sind Dinge, die Sie Ihrem Baby oder Kleinkind während der Flucht nicht ermöglichen können. Sie können jedoch einigen Problemen vorbeugen: Stillen Sie oder Ihre Partnerin Ihr Baby möglichst lange, um sich von Säuglingsmilch unabhängig zu machen. Überlegen Sie, windelfrei zu praktizieren, um auch keine Windeln zu benötigen. Und machen Sie sich immer wieder bewusst, was für eine schwierige Aufgabe vor Ihnen liegt. So können Ihnen übermenschliche Kräfte wachsen, die es Ihnen ermöglichen, die Aufgabe zu meistern.

• Kleine Kinder verstehen noch nicht, was geschieht.
Besonders bei Kleinkindern und Kindergartenkindern ist es schwierig, ihnen zu vermitteln, wie ernst die Lage ist. Sie verstehen nicht, was geschieht und können auch kognitiv noch gar nicht begreifen, woraus das Problem besteht. Es wird ihnen schwerfallen, das geliebte und gewohnte Umfeld und Zuhause zu verlassen. Am besten wird es funktionieren, wenn Sie versuchen, es Ihrem Kind so kindgerecht wie möglich zu erklären. „Es ist zu Hause gerade zu gefährlich. Aber das Wichtigste ist doch, dass wir uns haben, oder?“

• Sich zu verstecken, ist mit kleinen Kindern besonders schwierig.
Während der Flucht wird es immer wieder Situationen geben, in denen Sie sich verstecken müssen, unauffällig sein müssen und möglichst wenig Spuren hinterlassen dürfen. Das ist mit kleinen Kindern besonders schwierig. Sie verstehen noch nicht, warum sie leise sein müssen und warum sie stillsitzen müssen. Der Ernst der Lage ist für sie einfach noch nicht zu greifen. Hier ist es am sinnvollsten, gefährliche Lagen gar nicht erst entstehen zu lassen.

• Kinder können noch keine so weiten Distanzen bewältigen.
Überlegen Sie sich wirklich gut, ob Sie mit Ihren Kindern zu Fuß fliehen wollen. Für kürzere Strecken bietet es sich an, die Kinder zu tragen, zum Beispiel in einer Babytrage oder einer Kinderkraxe. Alternativ können Sie Ihre Kinder je nach Alter in einen Fahrradanhänger setzen und sie darin schieben. Hier ist es am sinnvollsten, wenn Sie ganz

ergebnisoffen überlegen, mit welchem Fortbewegungsmittel Sie und Ihre Kinder am besten unterwegs sein können.

• Teenager können mit trotzigem Verhalten reagieren.
Teenager können den Ernst der Lage zwar verstehen, reagieren hin und wieder aber impulsiv und trotzig. Das bringt nicht nur sie selbst in Gefahr, sondern auch Sie und den eventuell vorhandenen Rest der Gruppe. Appellieren Sie hier an die Vernunft Ihres Kindes!

• Kinder werden schneller krank.
Vor allem kleine Kinder, deren Immunsystem noch nicht vollständig ausgebildet ist, werden schneller krank und ziehen sich Infekte zu, die schnell gefährlich werden können. Um diesen Problemen vorbeugen zu können, ist es sinnvoll, dass Sie großen Wert darauflegen, dass sich das Immunsystem Ihrer Kinder schnell und gut ausbildet. Lassen Sie Ihr Kind viel draußen spielen – bei jeder Witterung. Wichtig ist auch, dass Sie sich mit heimischen Heilpflanzen auskennen. Dazu aber später mehr!

• Kinder reagieren auf Stress und heikle Situationen besonders stark.
Egal, wie belastend die Situation für Sie sein mag: Für Ihre Kinder ist es noch belastender. Umso wichtiger ist es, dass Sie Ihrem Kind oder Ihren Kindern so viel Liebe, Aufmerksamkeit und Zuneigung geben, wie Sie nur können. Zeigen Sie Ihrem Kind, dass Sie für es da sind! Egal, wie schwierig die Umstände auch sein mögen: Auf Sie und Ihre Liebe ist Verlass. Und noch ein ganz wichtiger Punkt: Lügen Sie Ihr Kind NICHT an. Denken Sie sich nichts aus wie „Morgen geht es zurück nach Hause!“. Dann wird Ihr Kind nur sein Vertrauen in Sie verlieren.

Ich hoffe sehr, dass diese kurze Übersicht Ihnen dabei helfen kann, die besondere Herausforderung „Flucht mit Kindern“ besser bewältigen zu können. Auch hier gilt, wie bei den meisten anderen Dingen, dass sich eine gute Vorbereitung auszahlt und viele Probleme entschärfen kann. Viele Probleme lassen sich jedoch auch spontan lösen, denn in der Not werden die meisten Menschen besonders erfinderisch.

So sind Sie am unauffälligsten unterwegs – von der richtigen Tarnung und vielem mehr

Es wird Situationen während der Flucht geben, bei denen Sie so unauffällig wie möglich sein sollten. Vielleicht werden Sie verfolgt? Oder jemand möchte Ihre Vorräte stehlen? Oder andere Menschen haben sich zusammengeschlossen und führen nichts Gutes im Schilde – ich möchte Ihnen keine Angst machen, aber die Geschichte hat gezeigt, dass vor allem Frauen unter sexueller Gewalt leiden müssen, wenn die gesellschaftlichen Strukturen ineinander zusammenfallen.

Es ist sehr wichtig, dass Sie wissen, wie Sie sich möglichst unauffällig verhalten können. Und wie genau das funktionieren kann, erkläre ich Ihnen in diesem Kapitel. Einige Tipps und Hinweise werden Ihnen bekannt vorkommen, andere hingegen sind eher unkonventionell. Aber wenn Sie sich an alle Ratschläge halten, stehen die Chancen gut, dass niemand Sie behelligt, der Sie nicht behelligen sollte.

• Kleiden Sie sich in unauffälligen Farben!
Wenn Sie an Soldaten denken, dann denken Sie wahrscheinlich an Männer in Tarnfarben. Und diese Tarnfarben haben ihren Daseinszweck. Würden Soldaten in grellbunter Kleidung herumlaufen, würde die Wahrscheinlichkeit deutlich steigen, dass sie schnell sterben. Deswegen achten Sie bitte auch beim Kauf Ihrer Kleidung darauf, dass sie möglichst unauffällig ist und mit der Wildnis verschmilzt. Das kann schwierig sein – moderne Outdoorkleidung ist meistens ziemlich bunt und farbenfroh. Investieren Sie also bitte ausreichend Zeit in die Auswahl Ihrer Kleidung.

• Achten Sie auch auf die Farbe Ihrer Ausrüstung!
Bei der Ausrüstung gilt das gleiche Prinzip! Ein knallroter Rucksack sticht sofort ins Auge. Auch ein gelbes Zelt. Kaufen Sie bitte auch hier gedeckte Farben.

• Achten Sie darauf, möglichst wenig Spuren zu hinterlassen.
Wenn Sie Spuren hinterlassen, können andere Menschen Sie viel schneller finden. Achten Sie deshalb darauf, Ihren Müll mitzunehmen oder zu vergraben. Auch eventuelle Reste des Lagerfeuers sollten Sie zuschütten. Zertrampeln Sie nicht zu viele Äste oder Zweige und schlagen Sie sich nicht direkt durchs Unterholz.

• Lassen Sie das Feuer nur brennen, wenn Sie sicher sein können, dass niemand in der Umgebung ist.
Ihr Feuer lockt vor allem nachts Menschen an und zeigt anderen Gruppen Ihre genaue Position. Fragen Sie sich deshalb immer, ob das Feuer gerade wirklich brennen muss. Am besten ist es, wenn Sie es nach der Nahrungszubereitung direkt wieder löschen.

• Achten Sie auf Ihre Lautstärke!
Wenn Sie sich laut unterhalten, lockt das andere Menschen an. Vor allem in ansonsten sehr ruhigen Umgebungen werden menschliche Stimmen über Kilometer weit getragen. Hier ist Zurückhaltung angesagt!

• Versuchen Sie, Ihren Unterschlupf so gut es geht mit der Umgebung verschmelzen zu lassen.
Wenn Sie in einem Zelt übernachten, sollten Sie es gut mit Zweigen abdecken und so tarnen. Wenn man Ihr Camp auf den ersten Blick nicht als solches erkennen kann, dann

ist das wirklich gut!

• Wirken Sie nicht so, als hätten Sie etwas zu verbergen.
Wenn Ihnen andere Menschen begegnen und Sie so tun, als hätten Sie etwas zu verbergen, wird das die Neugierde der anderen Personen erst recht wecken. Also: Machen Sie keinen großen Wirbel um sich selbst, aber seien Sie auch nicht zu bedeckt, was Ihre Ziele angeht.

• Verstecken Sie als Frau Ihre Reize.
Ich habe das traurige Thema schon kurz angesprochen: Sobald die Grundordnung der Gesellschaft in Gefahr gerät, haben Frauen leider sexuelle Übergriffe zu befürchten. Wenn Sie eine Frau sind, dann sollten Sie Ihre Reize deshalb verstecken. Tragen Sie die Haare nicht offen, entscheiden Sie sich lieber für weite Kleidung und schminken Sie sich nicht (wobei die meisten Menschen in Notsituationen sich sowieso nicht schminken). Strahlen Sie außerdem eine ablehnende Haltung aus, das hält übergriffige Männer auf Abstand.

• Seien Sie höflich, aber zurückhaltend.
Wenn Ihnen andere Menschen begegnen, sollten Sie freundlich, aber gleichzeitig zurückhaltend sein. Das beugt Konflikten vor und die anderen Menschen werden schnell weiterziehen.

• Halten Sie sich fern von viel genutzten Wegen.
Wenn Sie auf Hauptstraßen unterwegs sind, werden Ihnen viele andere Menschen begegnen, was schneller zu Konflikten führen kann. Halten Sie sich deshalb lieber abseits von viel genutzten Wegen.

• Seien Sie lieber in einer kleineren Gruppe unterwegs oder teilen Sie sich auf.
Große Gruppen sind auffälliger. Deswegen ist es besser, wenn Sie allein oder nur mit wenigen anderen Menschen unterwegs sind. Sie können sich ja tagsüber aufteilen und sich abends treffen, um ein gemeinsames Nachtlager an einem vorher vereinbarten Ort aufzuschlagen. So haben Sie nachts den Schutz einer größeren Gemeinschaft, ziehen aber tagsüber unauffällig durch die Gegend. Für so ein Arrangement sollten Sie aber auch über Funkgeräte oder Walkie-Talkies verfügen.

Ich hoffe, dass Ihnen diese Ratschläge weiterhelfen. Einige Verhaltensweisen werden Sie bestimmt üben müssen. Aber glauben Sie mir, das ist wirklich gut investierte Zeit!

WASSERVERSORGUNG

Neben den Brunnen und möglichen Frischwasser-Ressourcen sollten Sie immer auch noch Alternativen in der Hinterhand haben. Denken Sie daran: Sie sind nicht der Einzige, der im Notfall Wasser braucht. Man muss ja auch überlegen, was man tut, wenn man das Haus nicht verlassen will oder kann. Ihre Wasservorräte sollten schon ein paar Tage halten, aber wenn sie leer sind, müssen Sie schauen, wo es Wasser gibt.

Eine wichtige Ressource ist Regenwasser. Wenn jetzt nicht gerade irgendwo ein Atomkraftwerk hochgegangen ist, ist Regenwasser sauber. Allerdings hat es in der Regel auch wenig Mineralien. Diese können Sie aber mit anderen Zutaten aus Ihrem Vorrat hinzugeben. Zum Beispiel können Sie Getränkepulver hineinmischen oder einfach etwas Salz zugeben, nur eine Prise versteht sich, um Mineralien im Wasser zu haben.

Wie kommen Sie aber an Regenwasser?

Wenn Sie ein eigenes Haus haben, ist das einfach, dann stellen Sie einfach eine saubere Regentonne unter die Regenrinne. Bitte vorher alles sauber machen (Tonne und Regenrinne), denn Sie wollen es ja nicht zum Blumengießen, sondern als Trinkwasser verwenden. Kleinere Reste kann man mit einem Kaffeefilter herausfiltern und wenn man dem Braten dann immer noch nicht traut, kann man das Wasser abkochen.

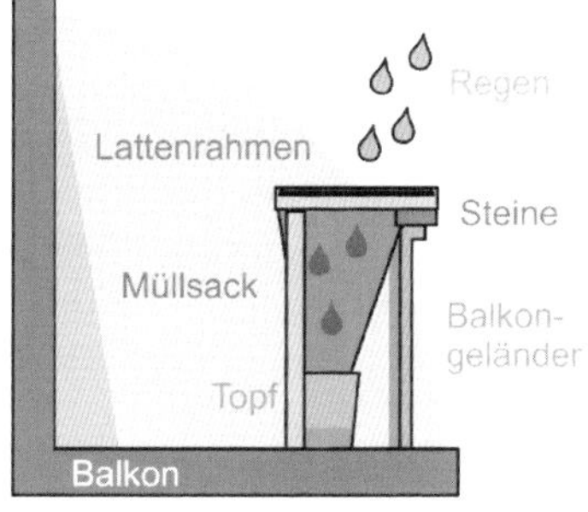

Abbildung 1

Haben Sie kein Haus, an dem Sie die Regenrinne anzapfen können, dann können Sie Töpfe auf den Balkon stellen oder Sie spannen, wenn dieser überdacht ist, mit Stöcken eine Plastikplane so, dass Regen darauf fallen kann, und lassen diese in einem großen Gefäß enden. Alternativ können Sie auch Teile eines Wäscheständers entsprechend umfunktionieren. Siehe Abbildung 1.

Sie haben auch keinen Balkon? Dann müssen Sie halt am Fenster basteln. Auch hier können Sie mit einer Plane oder auch einem Müllsack arbeiten. Achten Sie aber darauf, dass das Wasser wirklich nur im Gefäß landet, Sie wollen ja keine nasse Wohnung.

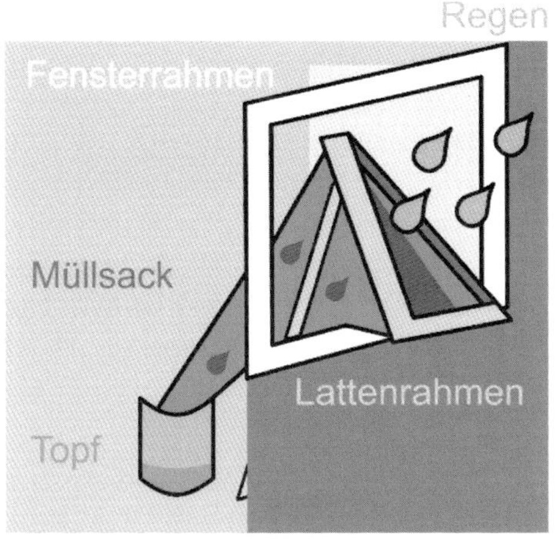

Abbildung 2

Eine Möglichkeit wäre, mit einem Gestell aus Stöcken oder Latten die Tüte nach außen offen in das Fenster zu hängen. Die andere Seite des Sacks wird am Fensterrahmen verklebt, damit kein Regen in die Wohnung eindringen kann und alles in Ihrem improvisierten Auffangbecken landet. Schneiden Sie den Sack an der tiefsten Stelle ein bisschen auf. Sie können für einen noch gezielteren Ablauf einen Trichter an dieser Stelle einkleben, der dann in einer Flasche oder einem anderen Gefäß endet. Siehe Abbildung 2.

Wenn es richtig regnet, machen Sie so alle Gefäße voll, die Sie haben. Wenn es nichts mehr zum Füllen gibt, können Sie die Öffnung nach außen stülpen und es läuft kein Wasser in die Bude. Denken Sie daran auch alle Waschbecken, Badewannen, Duschwannen und sonstigen Behälter zu füllen, die einen dichten Verschluss haben. Sie brauchen ja nicht nur Trinkwasser.

Wasserfilter

Wenn es mal länger keinen Regen gibt und Sie keinen Brunnen in der Nähe haben und die Wasserversorgung der Katastrophenhilfe immer noch auf sich warten lässt, ist ein Wasserfilter eine Möglichkeit, leicht verschmutztes Wasser trinkbar zu machen. Diese gibt es im Survival-Bedarf in verschiedenen Ausführungen. Teilweise bis hin zu Partikelfiltern, die auch kleinste Verschmutzungen entfernen, aber die sind unter Umständen sehr teuer.

Vor allem wenn Sie nicht nur für sich, sondern auch für eine größere Familie den Notfall vorbereiten müssen, dann ist ein größerer Filter nötig und die sind teuer. Wenn Sie also keinen teuren Filter anschaffen wollen, gibt es noch andere Möglichkeiten, Wasser trinkbar zu machen. Theoretisch können Sie das Wasser einfach abkochen und dann noch mal durch einen Britta-Filter laufen lassen. So sollten Bakterien und Viren sowie leichte chemische Verschmutzungen entfernt sein. Diese Variante ist immer sinnvoll, egal, ob Sie Wasser aus einem sauber erscheinenden Flüsschen oder Bach nehmen oder Sie Wasser aus einem öffentlich zugänglichen Brunnen holen. Besteht die Gefahr, dass es größere Mengen gelöster Chemikalien gibt, oder das Wasser ist sehr schmutzig und enthält somit viele Schwebepartikel, reicht diese Behandlung nicht mehr. Wie oben gesagt, kann man dafür Spezialfilter besorgen, aber je mehr ein Filter entfernt, desto teurer wird er.

Wenn Sie wissen, dass Sie entsprechende Handwerker oder Industrien in der Nähe haben und diese das Wasser verschmutzen könnten, haben Sie auch die Möglichkeit, anstatt teure Filter zu verwenden, das Wasser zu destillieren. Dazu benötigen Sie zwei Töpfe, die ineinander passen, und einen Deckel, der zu einer Seite gewölbt ist. Außerdem benötigen Sie einen Abstandshalter, also einen Topfuntersetzer, oder auch einen Ziegelstein, damit zwischen den beiden Töpfen ein Abstand entsteht. Stellen Sie die Töpfe ineinander und füllen Sie den größeren mit Schmutzwasser, etwa bis zur Hälfte des kleineren Topfes, damit nicht beim Kochen aus Versehen Dreckpartikel in den inneren Topf kommen.

Legen Sie dann den Deckel so auf, dass die Wölbung nach innen zeigt, und so, dass Kondenswasser in den inneren Topf tropfen kann. Und nun erhitzen Sie das Ganze. Das Wasser verdampft, kondensiert am Deckel und tropft sauber in den inneren Topf. Siehe Abbildung 3.

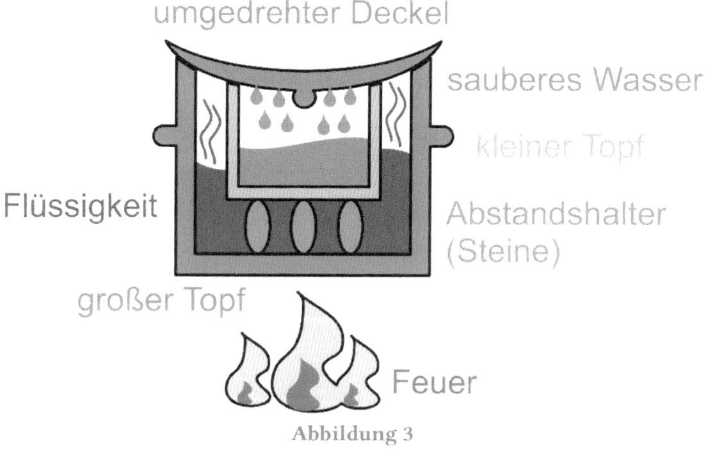

Abbildung 3

Aber Achtung: Wie bei Regenwasser hat auch das Wasser keine Mineralien mehr. Achten Sie also darauf, dass Sie es nicht pur trinken, sondern immer mindestens ein paar Körnchen Salz oder Getränkepulver hineingeben. Auch wenn Sie damit Tee oder Kaffee machen wollen, denn je nach Sorte haben auch diese nur wenige Mineralien in sich, die durch das Wasser ausgewaschen werden und zur Verfügung stehen.

HOW TO: DER EINFACHE WASSERFILTER MARKE EIGENBAU

Wenn Sie handwerklich begabt sind, können Sie sich auch ganz einfach selbst einen Wasserfilter bauen. Das ist vor allem dann sinnvoll, wenn Sie Ihr Lager in der Nähe eines großen Gewässers aufgebaut haben. Den Filter, den ich Ihnen hier vorstelle, können Sie ganz einfach mit wenigen Materialien selbst herstellen. Glauben Sie mir, es geht einfacher, als Sie denken! Vielleicht kennen Sie diesen Filter auch unter dem Namen „Gefäßfilter". Alles, was Sie für die Herstellung benötigen, ist eine Plastikflasche, Sand, Zellulose, Holzkohle und Stoff.

Aus der Plastikflasche schneiden Sie nun den Boden heraus, damit Sie eine große Öffnung haben. An der Nähe des Verschlusses der Flasche bohren Sie nun vorsichtig ein kleines Loch hinein. Sie können beide Schritte ganz einfach mit Ihrem Taschenmesser durchführen. Das Prinzip des Filters ist ganz simpel: Sie füllen das Wasser, das Sie aus einem Gewässer entnommen haben, an der großen Öffnung in die Flasche. Es fließt dann durch die Schichten des Filters, dabei bleiben mögliche Verunreinigungen dort hängen. Das saubere Wasser fließt am Ende unten durch das kleine Loch wieder aus der Flasche hinaus. Aber Achtung: Bis das Wasser einmal komplett durch die Schichten gelaufen ist, können bis zu 15 Minuten vergehen. Das zeigt aber nur, dass Sie sich darauf verlassen können, dass das Wasser am Ende wirklich sauber ist.

Damit Sie die Flasche nicht während der gesamten 15 Minuten festhalten müssen, können Sie sie aufrecht hinstellen oder noch ein Seil zur Befestigung oben hindurchziehen, machen Sie dann einfach mit dem Messer noch zwei weitere kleine Löcher hinein. Der Filter hat vier verschiedene Filtermedien: Sand, Stoff, Zellulose und Holzkohle. Sand können Sie überall in der Natur finden, er entfernt Schmutz und Schwebeteilchen aus dem Wasser. Stoff entfernt ebenfalls Schmutz und Schwebeteilchen, Sie können ganz einfach kleine Streifen aus Ihrer Kleidung herausschneiden.

Zellulose kann ebenfalls Schmutz und Schwebeteilchen entfernen, Sie können dafür ganz einfach Watte oder Taschentücher verwenden. Holzkohle können Sie mit etwas Glück ebenfalls in der Natur finden. Sie sollte pulverisiert sein. Dann tötet sie Bakterien ab. Falls Sie keine in der Natur finden, können Sie einfach welche aus den Resten Ihres Lagerfeuers verwenden. Die verschiedenen Filterschichten können Sie jeweils mit einem Stück Papier oder Stoff voneinander trennen, ganz wie Sie mögen und was Sie gerade zur Hand haben. Füllen Sie das Material nun von unten nach oben ein und trennen Sie die Schichten, wie erklärt, voneinander.

1. dünne Stoff- oder Papierschicht
2. Zellulose
3. dünne Stoff- oder Papierschicht

4. Sand
5. dünne Stoff- oder Papierschicht
6. Holzkohle, pulverisiert
7. dünne Stoff- oder Papierschicht
8. Sand
9. dünne Stoff oder Papierschicht
10. Zellulose

Den Filter sollten Sie, sobald Sie bemerken, dass die Filterleistung nachlässt, entsorgen und neu zusammenbauen.

DER TRANSPIRATIONSBEUTEL

Eine andere, wirklich gute Option, an Wasser zu kommen, ist, einen Transpirationsbeutel zu verwenden. Was genau das ist und wie Sie dieses Prinzip ganz einfach umsetzen können, erkläre ich Ihnen in diesem Kapitel.

Sie können diese Methode direkt anwenden und benötigen dafür keine Vorkenntnisse. Sie kennen mit Sicherheit den Treibhauseffekt: Wenn es besonders warm ist, schwitzen Pflanzen Wasser aus. Das funktioniert wie beim Menschen. Besonders gut lässt sich dieser Effekt in Treibhäusern beobachten. Dort ist es sehr warm, was dazu führt, dass die Pflanzen stark Wasser über ihre Blätter verdunsten. Die Luftfeuchtigkeit steigt dabei enorm an.

Diesen Effekt können Sie sich ganz einfach zunutze machen, um selbst an frisches und gesundes Trinkwasser zu kommen, das Sie nicht einmal filtern müssen. Alles, was Sie dafür benötigen, ist ein Baum, eine oder mehrere Plastiktüten und Gummibänder in der Anzahl der Plastiktüten. Am besten lässt sich diese Methode an Laubbäumen umsetzen. Die Transpirationsbeutel sind auch sehr unauffällig, Sie können sie also auch in Parks oder anderen öffentlichen Grünanlagen anwenden – ein eigener Baum oder gar Garten ist also nicht nötig.

Besonders gut lässt sich die Technik anwenden, wenn die Sonne scheint. Wählen Sie also einen Baum aus, der besonders viel Sonne abbekommt und nicht gerade im düstersten und finstersten Teil des Waldes steht. Jetzt geht es auch schon ans Eingemachte: Wählen Sie einen Zweig oder Ast des Baumes aus, der besonders viel Sonne abbekommt und den Sie gut erreichen können. Allerdings sollte der Zweig oder der Ast auch nicht so niedrig hängen, dass spielende Kinder oder zum Beispiel Hunde ihn erreichen und beschädigen können. Die perfekte Höhe ermitteln Sie, wenn Sie sich etwas strecken müssen, um an den Zweig zu kommen, ihn aber dennoch bequem erreichen können. Am Zweig oder Ast sollten möglichst viele Blätter sein – das erhöht die Menge an Wasser, die Sie gewinnen können.

Nehmen Sie eine der Plastiktüten und stülpen Sie sie über den Zweig. Achten Sie dabei darauf, dass sie nicht reißt. Befestigen Sie diese nun luftdicht mit einem der Gummibänder an dem Zweig. Bei der Wahl der Tüte gibt es einige Aspekte zu beachten: Grundsätzlich können Sie eigentlich jede Tüte aus Kunststofffolie nehmen – Hauptsache, sie ist sauber. Wenn Sie jedoch kleine Tüten nehmen, die transparent sind, können Sie noch einfacher sehen, wie viel Wasser gerade in der Tüte ist und sie verwenden weniger Platz an einem Ast. Transparente Tüten sind außerdem weniger auffällig als bunte, was es Ihnen erleichtert, Ihr Wasser unentdeckt und geschützt vor neugierigen Blicken zu gewinnen.

Achten Sie aber bitte auch darauf, dass das Material möglichst reißfest ist. Wenn die Tüten schon beim geringsten Kontakt mit Blättern oder kleinen Zweigen reißen, bringt Sie das nicht weiter. Meiner Erfahrung nach sind Kosmetikbeutel oder Gefrierbeutel besonders gut geeignet. Die Kosmetikbeutel sind etwas günstiger, die Gefrierbeutel jedoch definitiv lebensmittelecht, länger haltbar und wiederverwendbar. Ich empfehle deshalb in den allermeisten Fällen die Gefrierbeutel. Natürlich ist es dennoch Geschmackssache und Sie können einfach einmal ausprobieren, mit welchen Tüten Sie am besten zurechtkommen. Lassen Sie nun einige Stunden Sonne auf Ihren Transpirationsbeutel scheinen. Die Blätter werden nun über ihre Poren Wasser „transpirieren", also ausschwitzen. Dieses Wasser verdunstet und hilft dem Baum dabei, abzukühlen und nicht in der Sonne zu verbrennen.

Dieses Wasser fangen Sie nun mit dem Beutel auf. Das geschieht komplett von allein. Sie müssen nur geduldig sein. Wichtig ist, dass Sie den Beutel so dicht wie möglich mit dem Gummiband verschlossen haben, damit das Wasser auch genau da bleibt, wo es hingehört.

Lassen Sie den Beutel nun zwischen 12 und 24 Stunden genau dort hängen, wo Sie ihn befestigt haben. In dieser Zeit können sich in der Tüte zwischen 250 und 500 Milliliter Wasser sammeln. Eine ganze Menge! Wenn Sie mehr Wasser sammeln möchten, empfiehlt es sich, direkt mehrere Beutel aufzuhängen. Wenn Sie jedoch möchten, dass niemand Sie dabei sieht und stört, sollten Sie die verschiedenen Beutel in einiger Entfernung voneinander aufhängen – so minimieren Sie das Risiko, dass jemand auf Sie aufmerksam wird.

Nach maximal 24 Stunden sollten Sie die Zweige, an denen Sie die Beutel befestigt haben, auf jeden Fall austauschen, damit Sie die Bäume nicht beschädigen. Das Wasser, das sich in Ihren Transpirationsbeuteln gesammelt hat, hat eine leichte grüne Färbung. Sie können das Wasser aber direkt trinken – es ist absolut ungiftig und hat eine sehr hohe Qualität. Theoretisch ist es möglich, Ihren gesamten Flüssigkeitsbedarf aus Transpirationsbeuteln zu gewinnen, ohne dass Sie dadurch negative Auswirkungen verspüren werden. Die leichte grüne Färbung des Wassers entsteht durch Mineralstoffe und gesunde Zusätze, die durch den Baum in das Wasser gelangen. Diese Stoffe sind allerdings komplett ungefährlich, ja sogar förderlich für Ihre Gesundheit. Der leichte Eigengeschmack des Wassers ist ebenfalls für die meisten Menschen sehr angenehm. Sie merken bestimmt, wie begeistert ich von Transpirationsbeuteln bin. Und wenn Sie sie ausprobieren, werden Sie das bestimmt ebenfalls sein!

ENERGIEVERSORGUNG

Ich habe lange gehadert, ob ich mit Ihnen zuerst über Energie oder über Wasser rede. Das Wasser hat gesiegt, weil das einfach das Wichtigste ist, doch nun ist die Energie dran. Vor allem im Winter wird es ohne Strom schnell kalt in der Wohnung. Die normalen Heizungen funktionieren durch Pumpen, die das heiße Wasser aus dem Kessel durch die Heizungsrohre des Hauses pumpen. Ohne Strom keine Heizung, wenn Sie nicht gerade eine Solaranlage auf dem Dach haben, die das Pumpensystem speisen kann. Mal ehrlich: Haben Sie eine Solaranlage auf dem Dach? Die meisten müssen nun ehrlicherweise mit Nein antworten. Und wenn Sie eine haben, haben Sie eine Insellösung, die batteriegepuffert die Heizungsanlage mit Strom versorgt? Auch hier werden nun die meisten mit Nein antworten.

Und noch ein Problem: Die meisten kochen mit Strom. Ohne Strom kein warmes Essen und dann funktioniert auch das Abkochen oder Destillieren des Wassers nicht. Gegen die Kälte kann man sich wappnen, indem man sich in Zwiebeltechnik anzieht und in Decken hüllt. Noch besser ist, wenn Sie einen Schlafsack haben, in diesen kriechen und dann noch Decken drunter und drüber legen. Hier kann man viel von Obdachlosen lernen, die mitunter auch im tiefen Winter draußen schlafen. Man kann die Kälte überstehen, wichtig ist, dass man keine nassen Füße bekommt oder mit nassen Füßen zu lange in Schuhen verbringt. Das kann einerseits zu Erfrierungen führen, andererseits aber auch Wunden verursachen, die man durch die Kälte nicht merkt und die sich dann schnell entzünden können. Aber das Kapitel heißt ja nun Energieversorgung und nicht „Wie zieh ich mich an?“.

Wir haben keine Heizung und können nicht kochen, was tun wir also?

Nein, kein Feuer in der Wohnung, es sei denn, Sie haben einen Kaminofen mit funktionierendem Schornstein, dann können Sie diesen nutzen, um zu heizen und je nach Ausführung um zu kochen. Sie brauchen nur eine ebene Fläche auf dem Ofen und schon kann da ein Teekessel oder ein Topf drauf. Noch besser ist es natürlich, wenn Sie einen Küchen- oder Werkstattofen Ihr Eigen nennen können. Diese sind zum Kochen ausgelegt. Nun hat aber nicht jeder einen Kaminofen oder gar einen eigenen Schornstein, in dem er Abgase ableiten kann. Also was können Sie in diesem Fall tun?

Was Sie immer im Haus haben sollten, ist ein Campingkocher. Damit können Sie zumindest etwas kochen. Doch achten Sie darauf, den Raum gut zu lüften, da sich Kohlenmonoxid und Kohlendioxid bei der Verbrennung bilden, was sich in geschlossenen Räumen ansammeln und lebensgefährlich werden kann.

Besser, wenn Sie bereit sind, etwas mehr Platz für den Vorrat zu opfern, ist ein Gas- oder Petroleum-Katalytofen. Achten Sie darauf, dass der Ofen eine Abschaltautomatik hat, sprich ein CO- und CO_2-Messgerät, dass den Ofen automatisch abschaltet, wenn die Konzentration dieser Gase zu hoch wird. Nur dann dürfen Sie ein solches Gerät auch in geschlossenen Räumen nutzen. Mit einem solchen Apparat können Sie heizen und mit ein wenig Vorsicht selbstverständlich auch etwas kochen. Die Gas-Katalytöfen werden auf der oberen Seite nicht ganz so heiß.

Ein Petroleum-Katalytofen hat nach oben Schlitze und gibt genug Hitze zum Kochen ab, allerdings muss man darauf achten, dass kein Wasser oder Fett nach unten in den Brennraum läuft, da das den Docht beschädigen könnte. Beide Varianten gibt es mit automatischer Zündung und beide lassen sich zu einem gewissen Grad einstellen. Problem bei Petroleum ist das Füllen des Tanks. Bei Gasöfen muss man hingegen nur die alte Flasche ab- und die neue dranschrauben. Was nicht zu empfehlen ist, sind die Kartuschen-Brenner, die mit Butangas in kleinen Flaschen funktionieren. Das klappt eine Weile, aber das Kontaktventil wird nach einiger Zeit undicht, was unschöne Verbrennungen nach sich ziehen kann.

Was Sie unbedingt beachten sollten, selbst wenn das Gerät eine automatische Abschaltung hat, besorgen Sie sich zusätzlich CO- und CO_2-Warner, die Sie unten an der Wand anbringen. Gerade wenn Sie in einer Krisensituation nur einen Raum mit so einem Ofen heizen wollen und entsprechend der eine oder andere auf dem Boden schläft, ist das lebenswichtig, da diese Gase sich am Boden sammeln. Sie sind schwerer als Luft!

Solar

Eine Solaranlage wäre natürlich die Premiumklasse bei einem Stromausfall. Theoretisch! Ich habe ja schon erwähnt, dass diese Dinger auch nur unter bestimmten Umständen hilfreich sind.

Praktisch sieht es so aus, dass wenn Sie eine Netzeinspeisung haben, die Anlage Ihnen nichts bringt, denn diese Anlagen haben in der Regel Fernabschalter, um die Sicherheit bei Arbeiten am Stromnetz zu gewährleisten. Und so einfach mal auf eine Insellösung umzuklemmen, geht in der Regel auch nicht. Besser ist es, wenn Sie direkt eine Insellösung haben. Das bedeutet, der Strom der Solaranlage wird nicht ins Netz gespeist, sondern in einem separaten Stromkreis im Haus verwendet. Dieser Stromkreis wird mit Batterien gepuffert. Eine solche Pufferbatterie kann übrigens auch ein E-Auto sein, sofern auch die Rückführung der Energie in den Kreislauf vorgesehen ist. Für eine solche Lösung kann man einen 12- oder 24-V-Stromkreis mit entsprechendem Autoladestecker verwenden oder man schaltet einen Wechselrichter dazwischen und bezieht dadurch ganz bequem weiterhin seinen Wechselstrom.

Nun haben wir in der Stadt aber das Problem, dass die wenigsten Personen Eigentümer ihrer Bleibe sind und auch bei einer Eigentumswohnung hat die Hausgemeinschaft noch ein Mitspracherecht, was das Anbringen von Solarpanels angeht. In diesem Fall bieten sich kleine Outdooranlagen an, die man nicht dauerhaft montiert, sondern nur im Notfall aufbaut. Diese gibt es in Form von Kofferanlagen, die man aufstellen oder dann an Balkon oder Fenster anbringen kann. Alternativ gibt es leichte rollbare Panels, die man wie einen Vorhang oder ein Banner abspannt.

In den Kofferanlagen ist in der Regel schon ein 12- oder 24-Volt-Stecker verbaut, es gibt aber auch Versionen mit integriertem Wechselrichter. So kann man zumindest kleinere Geräte mit Strom versorgen. Es gibt sogar kleine Kaffeemaschinen und Tauchsieder für 24 V, also wäre auch was Warmes damit machbar.

Aber um Wärme zu bekommen, ist der Umweg über den Strom eigentlich Unsinn. Da gibt es viele Energieverluste. Besser ist es, die Wärme der Sonne direkt zu nutzen.

Hierfür bieten sich Solaröfen an. Das sind im Endeffekt gut isolierte Kisten, die innen schwarz angemalt sind und eine schräge Glasplatte haben, durch die das Sonnenlicht in das Innere fällt. In den Kasten gibt man dann sein Gargut und stellt ihn in die direkte Sonne. Die eingefangene Wärme erhitzt die Speisen. Es dauert aber etwas länger. Siehe Abbildung 4.

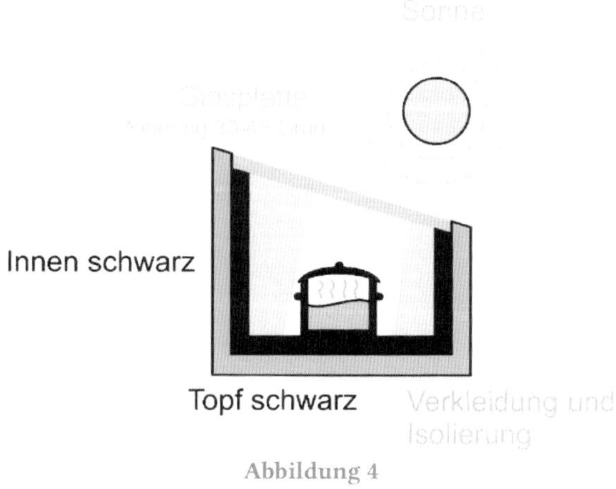

Abbildung 4

Eine andere Möglichkeit ist, das Gargut in der Mitte eines Hohlspiegels zu platzieren und diesen nach der Sonne auszurichten. So konzentriert sich die Hitze in einem Punkt und der Kochprozess geht schneller. Auf diese Art funktionieren übrigens auch Solarthermieanlagen. Die auf einer Seite verspiegelte Röhre hat in ihrem Zentrum eine zweite Röhre, in der die Trägerflüssigkeit für die Wärme zirkuliert. Durch die Spiegelung wird die Sonnenwärme in dieser fokussiert und man kann die Wärme nutzen. Was mit einer professionellen Anlage funktioniert, funktioniert auch mit einer improvisierten: Ein Stück Pappe an zwei Halbkreisen aus Pappe befestigen, sorgfältig mit Alufolie bekleben, sodass alles möglichst glatt ist, dann in die Mitte des Halbkreises eine Halterung für eine Flasche oder einen Topf montieren und anschließend das Ganze nach der Sonne ausrichten. Siehe Abbildung 5.

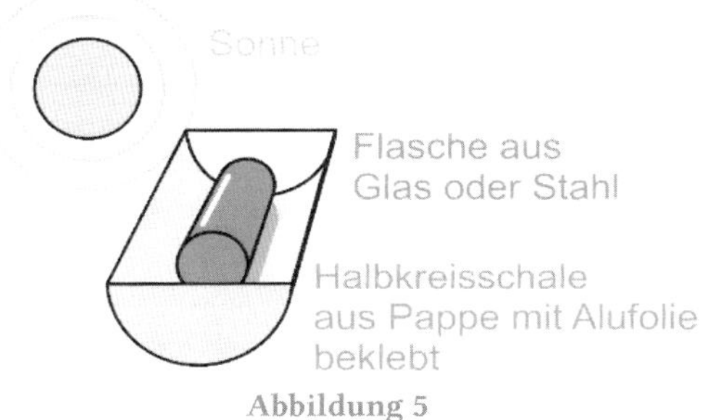

Abbildung 5

Natürlich funktionieren diese Lösungen nur, wenn die Sonne scheint, haben Sie ein paar Tage Schietwetter, kann man damit auch nicht so toll kochen ...

Wind

Auch Wind ist eine Energie, die wir nutzen können. Allerdings ist sie nicht so vielfältig wie die Sonne. Dass, was ein großes Windrad kann, kann auch ein kleines. Allerdings sind hier die Aufstellmöglichkeiten stark begrenzt. Das Windrad braucht Platz, um sich zu bewegen und sich nach dem Wind auszurichten. Ein Balkon ist zudem oft eher windgeschützt und damit für ein Windrad als Aufstellort nur bedingt geeignet. Aber wenn Sie den Platz haben, ist es eine tolle Idee.

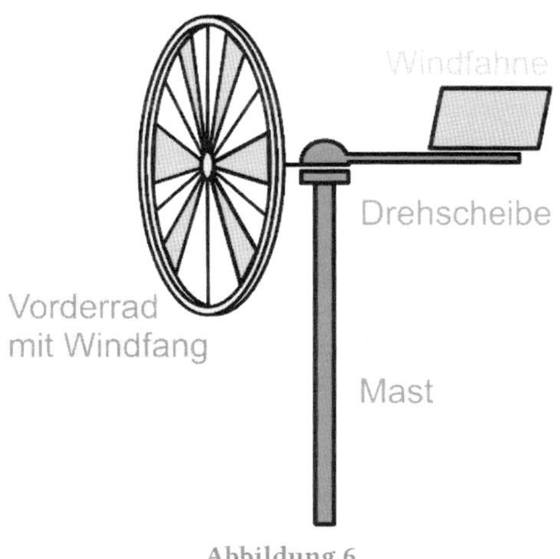

Abbildung 6

Man muss übrigens nicht so viel Geld ausgeben, man kann auch mit alten Fahrradteilen und einem Abflussrohr eines selbst bauen.

Man nimmt ein Vorderrad, montiert es auf einem Gestänge, an die Nabe kommt ein Generator und in den Speichen baut man mithilfe von halbierten Plastikrohren die Windräder. Hinten eine Fahne dran, damit es sich zum Wind ausrichtet und die Elektrik anschließen ... Siehe Abbildung 6.

Vergleiche hierzu auch die Ausgaben der Heftreihe „Einfälle statt Abfälle. Windkraft? – Echt stark!“ und „Einfälle statt Abfälle. Langsamläufer Windrad“ (siehe Literaturverzeichnis).

Kurbel

Kurbel-Radios und Kurbeltaschenlampen sind auf jeden Fall eine Investition wert, da Ihre Muskelkraft die einzige Energiequelle ist, die nicht von äußeren Umständen abhängt. Okay, vielleicht von Verletzungen abgesehen. Gerade das Radio für den Erhalt von Notfallinformationen sollte beim Vorrat stehen. Neben Radios und Lampen gibt es aber auch Geräte, mit denen man zum Beispiel ein einfaches Handy mit Strom versorgen kann. Diese Kurbelgeräte gibt es für den Hand-, aber auch für den Fußbetrieb. Alternativ kann man auch ein Fahrrad entsprechend mit einem Ständer versehen, der das Fahrrad hält, während man mit dem Rad eine Rolle antreibt und so mit dem Treten Strom erzeugt.

Stromgeneratoren

Wenn Sie den Platz für einen Stromgenerator und entsprechenden Sprit haben, ist das eine tolle Sache, aber auch hier gilt höchste Vorsicht. Stromgeneratoren sollte man nie in geschlossenen Räumen verwenden, da ist schon so mancher an den Abgasen erstickt. Und auch auf dem Balkon gibt es noch ein Restrisiko, weil die Abgase durch Fenster oder Türen in die Wohnung eindringen können. Und wenn nicht in die eigene, dann in die des Nachbarn. Generatoren müssen gut gelüftet aufgestellt werden. Am besten leitet man die Abgase über einen Kamin ab oder einen verlängerten Auspuff.

Zusätzlich sollten Sie immer die Bedienungsanleitung zur Hand haben, denn im Notfall ist man aufgeregt und wenn man so ein Gerät nicht oft benutzt, kann es schwierig werden, dieses mal eben so in Betrieb zu nehmen.
Auch muss man bedenken, dass man die Geräte nicht im laufenden Betrieb betanken sollte. Es herrscht Explosionsgefahr.

Sonstige Energieversorgung

Natürlich kann man auch, wenn man Balkon oder Garten hat, zumindest für die Zubereitung von Nahrung den Grill anwerfen. Aber auch hier gilt es, dafür zu sorgen, dass man ihn nur an einem gut gelüftetem Ort benutzt und möglichst keine Verbrennungsgase in die Wohnung gelangen. Im Sommer ist das nicht so das Problem, man reißt alle Türen und Fenster auf, aber im Winter haben wir wieder das leidige Problem mit den

Abgasen, die sich in geschlossenen Räumen sammeln können.

Aber mal ein Tipp am Rande: Für die Nacht kann man sich mit einem Grill auch Wasser für Wärmflaschen warmmachen, oder, wenn Sie keine oder nicht genug davon haben, für eine Plastikflasche. Ja, Sie können eine Plastikflasche, ob Einweg oder Mehrweg, nehmen und diese mit heißem Wasser füllen. Legen Sie sie dann in Ihr Bett oder in den Schlafsack und wenn Sie dann schlafen gehen, ist Ihre Schlafstatt bereits schön warm.

EINEN DYNAMO NUTZEN

Sie kennen Dynamos bestimmt von Ihrem Fahrrad. Bei einem Dynamo wird über Bewegung Energie generiert und dabei ein Motor oder eine Lichtquelle angetrieben. Vor allem an Fahrrädern ist die Beleuchtung über einen Dynamo praktisch – die Energie wird nebenher beim Fahren erzeugt und versorgt dann eine Lampe, die dadurch leuchtet. Natürlich können Sie sich nicht komplett über Ihre körperlichen Betätigungen mit Strom versorgen. Aber in einigen Bereichen des Lebens können Sie sich mit Hilfe von Dynamos relativ unabhängig vom Stromnetz machen.

Wenn Sie Dynamos richtig in Ihr Leben einbringen, können Sie auch schon vor einem eventuellen Krisenfall Strom oder Batterien sparen. Eine absolute Win-win-Situation also. Besonders häufig werden Dynamos in Taschenlampen verbaut. Das ist auch besonders sinnvoll, weil so auch während eines Stromausfalls ganz einfach für Beleuchtung gesorgt werden kann. Taschenlampen mit Dynamos werden häufig per Kurbel betrieben. Sie können die Kurbel betätigen, damit einen Akku aufladen und die Taschenlampe dann benutzen, völlig ohne Batterien oder Strom aus der Steckdose. Es gibt noch viele weitere Bereiche, in denen Sie selbst Strom produzieren können und sich so Unabhängigkeit verschaffen können – allerdings gilt das nur für Bereiche, in denen sehr wenig Strom verwendet wird. Aber Sie kennen den Spruch: Kleinvieh macht auch Mist.

NAHRUNGSMITTELVERSORGUNG

Sie haben hoffentlich Ihre Hausaufgaben gemacht; Sie wissen, wo Sie in den ersten Tagen einer Krise noch Lebensmittel herbekommen und wo potenzielle Ausgabestellen eingerichtet werden könnten.

Aber das ist nicht Ihre eigentliche Vorbereitung. Diese besteht aus dem Anlegen eines Vorrats in Ihrer Wohnung oder in Ihrem Haus.

Das ist einer der wichtigsten Punkte im Bereich Survival. Ihre Überlebenschancen und die Ihrer Familie steigen mit einem entsprechenden Vorrat enorm. Dabei ist es aber auch wichtig, in einer Survival-Situation niemanden wissen zu lassen, dass Sie einen größeren Vorrat haben oder, besser gesagt, nur die richtigen Leute wissen zu lassen, dass Sie etwas haben. Entsprechend werden Sie wie alle in den ersten Tagen einkaufen und auch an Ausgabestellen gehen, um nicht den Verdacht aufkommen zu lassen, dass Sie Vorräte im Haus haben. Teilen Sie solche Informationen nur mit Menschen, denen Sie vertrauen können. Je nach Wohnsituation und Co. können Sie sich beim Thema Vorrat auch mit einem oder zwei anderen vertrauenswürdigen Menschen zusammentun.

Was sollte alles im Vorrat sein?

Das absolute Minimum ist das, was die Bundesregierung in ihrer Broschüre „Ratgeber für Notfallvorsorge und richtiges Handeln in Notsituationen“ empfiehlt: https://www.bbk.bund.de/SharedDocs/Downloads/DE/Mediathek/Publikationen/Buergerinformationen/Ratgeber/ratgeber-notfallvosorge-checkliste.pdf.

Das Bundesamt für Bevölkerungsschutz und Katastrophenhilfe sieht vor, dass jeder Haushalt für mindestens 14 Tage einen Vorrat im Haus hat. Diese 14 Tage sind die Zeit, die der Bund braucht, um im großflächigen Katastrophenfall die Städte und Ballungszentren mit Lebensmitteln und Wasser zu versorgen. Dafür gibt es über das Bundesgebiet verteilt geheime Nahrungsmittellager. Außerdem hat das Amt in diesem Fall das Recht, von Bauern und Lebensmittelkonzernen direkt notwendige Lebensmittel zu übernehmen, um sie zu verteilen. Also sind diese 14 Tage das absolute Minimum, für das Sie Vorräte haben müssen, um grundsätzlich ein Überleben bei einer bundesweiten Katastrophe zu sichern. Laut Broschüre des Ministeriums gehören dazu:

1. 2 Liter Getränke pro Person und Tag

Dann pro Person:

1. 3,5 kg Kohlenhydratlieferanten in Grundform, also Mehl, Kartoffeln, Reis und Ähnliches

2. 2,5 kg Obst und Nüsse. Je nach Jahreszeit kann man lagerbares Obst nehmen, wenn man eine kühle Lagermöglichkeit hat, das wären vor allem Äpfel oder, wenn man keinen kühlen Lagerraum hat, Dosen oder Gläser.

3. 4 kg Gemüse und Hülsenfrüchte: Vor allem Hülsenfrüchte sind einfach und platzsparend zu lagern, wenn man sie in trockener Form einlagert. Sie sind gute Proteinlieferanten. Ansonsten gilt auch hier wie beim Obst: Frisch nur, was gelagert werden kann und wenn man einen kühlen Ort dafür hat. Da wären zu nennen: Weißkohl, Rotkohl und Wirsing. Bei guter Lagerung und wenn man darauf achtet, dass sie nirgends

angestoßen sind, kann man auch Zucchini und Kürbisse lange lagern. Mein Rekord waren 8 Monate für Kürbisse und 6 für Zucchini. Letztere aber nur in groß aus dem eigenen Garten. Nicht die Kleinen, die man in der Regel im Laden bekommt. Da ist die Haut noch nicht fest genug.

4. 2,6 kg Milch und Milchprodukte. Darüber lässt sich streiten, ich selbst vertrage keine Milch, würde sie also nicht in den Vorrat tun. Aber wenn man Kinder hat, wäre haltbare Milch auf jeden Fall hilfreich.

5. 1,5 kg Fisch, Fleisch, Eier und so weiter. Frisch ist natürlich nur bedingt möglich, aber auch das Einfrieren von Lebensmitteln muss man sich überlegen, denn im Falle einer Katastrophe, die mit Stromausfall einhergeht, ist die Gefriertruhe kein sicherer Aufbewahrungsort. Besser sind auch hier lange haltende Konserven wie Fischdosen, Schmalzfleisch und Ähnliches, das lange Zeit ohne Kühlung aufbewahrt werden kann.

6. 0,357 kg Fett und Öl. Auch wenn man auf die schlanke Linie achtet, in den Notvorrat gehören Fette und Öle hinein. Zum einen zum Kochen, aber vor allem auch als Energielieferant. Im Sommer vielleicht nicht so wichtig, aber im Winter, wenn es kalt ist, verbrennt man allein schon zum Warmhalten viele Kalorien, die man durch Fette schneller auffüllen kann als durch andere Nahrungsmittel.

Und natürlich gehören auch individuelle Dinge in den Vorrat. Haben Sie kleine Kinder? Dann sollten süße Ablenkungen in Form von Keksen und Plätzchen nicht fehlen. Brauchen die Kinder noch spezielle Nahrung, dann sind Babygläser und Folgemilchpulver nicht verkehrt. Haben Sie Haustiere? Dann müssen Sie auch für diese einen Vorrat anlegen, der mindestens 14 Tage oder länger hält, denn die Notvorsorge des Bundes ist nur für Menschen gedacht ...

Wie gesagt, war das nun die Empfehlung des Bundes, ich empfehle aber für Ihre Vorsorge mindestens einen Vorrat von einem Monat oder länger.

Oh Gott, das wird teuer!

Nein, Sie kaufen einfach für eine Weile immer mal eine Dose oder ein Glas extra, mal ein paar Nudeln zusätzlich und so weiter. So können Sie über einen gewissen Zeitraum ohne großen Kostenaufwand einen Vorrat anlegen. Achten Sie auch darauf, wenn etwas im Angebot ist. Wir kaufen dann oft eine ganze Stiege. Thunfisch unter einem Euro – her damit; Linsen mit Suppengemüse im Sonderangebot – aber logisch. Schauen Sie aber, dass Ihr Speiseplan im Vorrat nicht zu einseitig wird. Am besten ist, wenn Sie von dem, was Sie auch so essen, immer mal etwas mehr kaufen und dann Ihren Vorrat rotieren, also erst das Älteste essen und das Neue in den Vorrat stellen.

Noch günstiger kann man seinen Vorrat mit ein wenig Aufwand anlegen, wenn Sie einen Garten haben, dann kochen Sie Ihr Obst und Gemüse ein oder trocknen einen Teil davon, um es haltbar zu machen.

Es gibt beim Fleischer ein gutes Angebot von Frischfleisch? Auch das kann man einkochen als Wurst, Gulasch oder was immer man gern isst. Vor allem im Herbst, wenn Gemüse und Obst im Angebot sind, gehen Sie in Bauernläden oder fragen Sie in der Schrebergartensiedlung nach, ob jemand mehr hat, als er braucht. Wir geben zum Beispiel fast jedes Jahr Äpfel und Quitten für wenige Euro ab, weil wir das gar nicht alles selbst verarbeiten können. Nur ganz selten, wenn mal ein wirklich schlechtes Jahr ist, ist das nicht möglich. Wenn man sich umsieht und umhört, kann man so sehr günstig an Obst und Gemüse kommen und das für den Vorrat verarbeiten. Marmelade und Chutneys sind da nur zwei Möglichkeiten. Wie wäre es denn mit eigenem Ketchup, der Lieblingsnudelsoße der Kinder oder einem Obstbrei für die Kleinen anstelle von Zuckerzeug?

Vor allem können Sie durch das Dörren von Obst und Gemüse sowie Fleisch einen leichten und lange haltbaren Vorrat anlegen, den Sie auch bei einer eventuellen Flucht mit sich führen können, ohne zu viel Gewicht zu schleppen. Für eine Flucht im Winter bieten sich Zubereitungen aus Fett, Nüssen, getrockneten Früchten und Trockenfleisch an. Das sogenannte Pemmikan ist eine Winternahrung der indianischen Ureinwohner Nordamerikas. Vor allem in den eisigen Weiten Kanadas und Alaskas galt er als guter Proviant. Auch diesen kann man sich selbst herstellen. Im Anhang unter Rezepte habe ich Ihnen ein paar Einkoch- und Vorratsrezepte aufgeschrieben, die ich gern mag. Aber es gibt noch tausende andere. Schauen Sie doch mal auf Facebook, da gibt es spezielle Einkochgruppen oder besorgen Sie sich ein Weck-Einkochbuch.

Übrigens ist ein guter Vorrat für zu Hause und für unterwegs Erdnussbutter! Diese ist auf das Volumen gesehen sehr kalorienreich. Man kann sie auch vielfältig verwenden und sie hat wichtige Fettsäuren, Proteine und Mineralien. Auch andere Nussmousse sind, sofern sie keinen Zucker enthalten, sehr wertvolle Energielieferanten. Aber natürlich kann man sich auch die Nüsse so in den Vorrat legen. Wichtig ist bei Ölen, Fetten und Nüssen, dass man sie rotiert, da diese ranzig werden können. Das ist nicht giftig, schmeckt aber nicht.

Gemüse anbauen am Fenster

Es gibt natürlich zum Thema Gemüse- und Obst-Anbau spezielle Bücher, da kann und will ich keine Konkurrenz machen, nur auf eine Sache möchte ich eingehen, nämlich wie man auf dem Balkon und vor allem am Fenster den Platz optimal ausnutzt, um reiche Ernte zu machen.

Das Zauberwort heißt Vertikalgarten: Dabei werden die Pflanzen übereinander in Reihen angepflanzt. Die größten wie etwa Paprika oben, die Kleinsten wie Feldsalat unten. Einen solchen Vertikalgarten kann man sich aus Regenrinnen oder PET-Flaschen selbst bauen und auch eine intelligente Bewässerung dafür basteln, um ja keinen Tropfen kostbaren Wassers zu verschwenden.

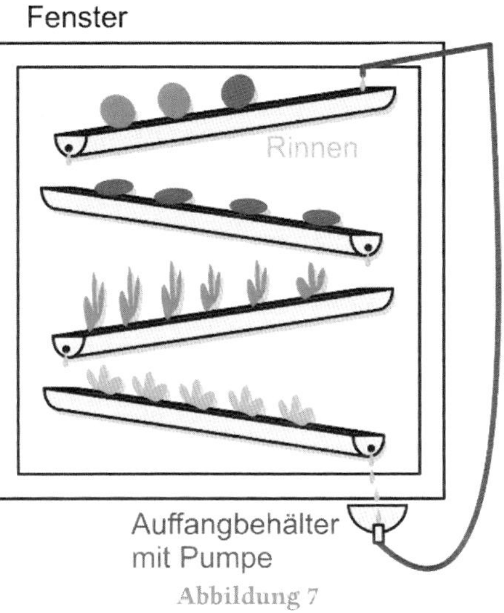

Abbildung 7

Ein Aufbaubeispiel ist, die Regenrinnen übereinander so zu befestigen, dass sie immer gegenläufig ein leichtes Gefälle haben. Die Enden der Regenrinne verschließt man, macht aber unten eine Öffnung hinein, sodass überschüssiges Wasser in die nächste Rinne fließt. Die letzte Rinne endet in einem Auffangbehälter. In diesen kann man eine Pumpe setzen, die das Wasser wieder über einen Schlauch in die höchste Rinne befördert. So muss man immer nur den Auffangbehälter auffüllen und dafür sorgen, dass die Pumpe läuft. Hier kann man zum Beispiel eine Solarpumpe nehmen oder eine 12-Volt-Pumpe. Andererseits kann man im Krisenfall auch von Hand gießen.

Nährstoffe kann man dem System ebenfalls über das Wasser zuführen. Das Ganze sieht in etwa so aus. Siehe Abbildung 7.

Flucht?

WANN SOLLTE MAN SPÄTESTENS DAS WEITE SUCHEN?

Ich habe unter Gefahreneinschätzung ja schon ein bisschen was geschrieben. Grundsätzlich ist man als Stadtmensch ohne regelmäßige Outdoorerfahrung in der Stadt besser aufgehoben. Mit Outdoorerfahrung meine ich nicht unbedingt die üblichen Survival-Trainings. Ja, man kann damit ein bisschen was kompensieren, doch gerade wenn Sie Familie haben, wird das nicht reichen. Wenn Sie nicht von nun an jeden Urlaub mit Survival, Wildkräuterkursen und Co. verbringen wollen, dann organisieren Sie vorher ein „Wohin". Sie haben die Gegend ja schon ausgekundschaftet. Erweitern Sie Ihren Kreis. Wo könnten Sie hin, wo Sie auch eine Unterkunft finden können?

Gerade mit Kindern bzw. im Winter ist eine sichere Zuflucht ein wichtiger Ort. Ja, im Sommer können Sie, wenn Sie die richtige Ausrüstung und Vorräte haben, auch mit Kindern eine Weile in Wald und Feld überleben, aber auf Dauer wird das nicht einfach. Vor allem sind Sie ja nicht die einzigen, die vielleicht auf der Flucht aus der Stadt sind. Und es gibt immer diejenigen, denen das Leben anderer egal ist – vor allem in einer Notsituation. Verlassen Sie sich nicht auf das Mitleid anderer, nur weil Sie Kinder haben. Wenn es ums Überleben geht, wird Ihnen das kaum helfen. Soweit erst mal die Argumente gegen den Abmarsch. Dennoch gibt es natürlich Situationen, in denen Ihnen keine andere Wahl bleibt, als das Weite zu suchen.

Vor allem ausufernde Brände sind in der Stadt eine Gefahrenquelle, der man entkommen sollte. Auch randalierende und plündernde Massen, die sich durch die Stadt bewegen, sind ein Argument, diese hinter sich zu lassen. Beobachten Sie die Situation in der Stadt, halten Sie Augen und Ohren offen und wägen Sie das Risiko der Flucht immer gegen das Risiko ab, in Ihrer Unterkunft zu bleiben. Also sagen wir mal, es ist so weit.

Wohin soll es gehen?

Wenn Sie Ihre Umgebung kennen, finden Sie bestimmt auch geschützte Orte, die man zur Not verteidigen kann. Das kann eine Höhle sein, ein verlassenes Haus, eine Scheune.

Oder Sie freunden sich mit Bauern aus der Umgebung an, bei denen Sie im Notfall Obdach finden. Auch Verwandte und Freunde in weiter entfernten Dörfern sind gute Anlaufstellen. Ja, auch in der Krise. In der Regel hat man auf dem Dorf noch einen ganz anderen Zusammenhalt als in der Stadt. Auch ist man es auf dem Dorf gewohnt, weit mehr Vorräte zu haben als nötig. Okay, von zugezogenen vielleicht mal abgesehen, die bringen meist ihre Städtereinstellung mit, aber in der Regel ist man auf dem Dorf in Krisen besser aufgehoben als in der Stadt.

Also machen Sie sich auf den Weg und schauen Sie, wo Sie im Notfall Obdach finden und erforschen Sie die Wege dorthin nicht nur mit dem Auto. Je nach Krise kann es sein, dass die Straßen nicht mehr befahrbar sind. Planen Sie einfach mal mehrere lange Wanderungen zu Ihrem Zufluchtsort als Ferienabenteuer ein. Alles was Sie vorher mit der Familie schon getestet und eingeübt haben, wird Ihnen in der Krisensituation helfen, die Familie zu motivieren und ihnen Hoffnung zu geben.

Wenn Sie keine Zuflucht bei Personen finden, sind verlassene Häuser eine Möglichkeit, um unterzukommen. Hier jedoch dringend den gesunden Menschenverstand einschalten! Es macht keinen Sinn, in einem Haus Zuflucht zu suchen, das kurz vor dem Einsturz steht.

Gehen Sie keine unnötigen Risiken ein. Das gilt auch für das Thema Höhle. Begutachten Sie die potenzielle Unterkunft genau und vor allem, wenn Sie Kinder haben, müssen Sie dafür sorgen, dass die Höhle sicher ist. Sie wollen ja nicht, dass die Kinder irgendwo abstürzen oder allein in die Tiefen klettern. Das ist gefährlich. Auch das Thema Regen und mögliche Flutung der Höhle sollten Sie im Hinterkopf haben. Manche Höhlen dienen als Ablauf oder haben in ihren Tiefen gar einen Bach, der nach einem Regen zu einem reißenden Fluss werden kann.

Also, wenn Sie in einer Höhle Zuflucht suchen wollen, dann bleiben Sie immer nahe am Ausgang und sichern Sie den Weg in die Höhle, damit Ihre Kinder nicht auf die Idee kommen, sich auf Entdeckungstour zu begeben. Sie können den Eingang mit Sträuchern oder einer Holzbarrikade sichern. Seien Sie mit Feuer in Höhlen vorsichtig, achten Sie darauf, dass der Rauch abziehen kann, denn hier gelten natürlich dieselben Gefahren wie bei Feuer in der Wohnung.

Wie soll es dahin gehen?

Ich habe schon erwähnt, dass Sie immer mit der Gefahr rechnen müssen, dass Sie das Auto nicht für Ihre Flucht verwenden können. Es gibt hier gleich mehrere Hinderungsgründe:

1. Die Straßen sind blockiert, durch Menschen, Fahrzeuge o. Ä.
2. Sie haben keinen Sprit mehr, weil die Tankstellen nichts mehr abgeben können.
3. Ihnen wird Sprit abgezapft.
4. Auto defekt.

Aus diesem Grund ist es sehr wichtig, rechtzeitig Alternativen zu benennen und mit diesen den Weg zu Ihrem Wunschzielort zu trainieren.

Wie wäre es mal mit einer klassischen Fahrradtour mit Gepäck zu Ihrem Zielort oder, wie oben schon vorgeschlagen, eine Wandertour in den Ferien, vielleicht mit ein bisschen Survival-Training gespickt, sodass die Kinder Spaß am Thema bekommen. Versuchen Sie, dabei alle ins Boot zu holen. Ist Ihre Frau oder Ihr Mann gegenüber dem Thema skeptisch eingestellt, überzeugen Sie ihn/sie mit dem unschlagbar günstigen Preis eines solchen Urlaubs. Sie tun ja auch etwas für Ihre Gesundheit, indem Sie sich bewegen. Sie können überall bleiben, wo es Ihnen gefällt, und Sie haben in der Natur Ihre relative Ruhe.

Aber Achtung: Außerhalb einer echten Notsituation ist das wilde Campen im Wald oder Feld verboten. Sie brauchen immer die Genehmigung des Eigentümers, aber in den Ferien haben Sie ja auch nicht den Druck, sich irgendwo niederlassen zu müssen. Suchen Sie einen Campingplatz oder fragen Sie Bauern, ob Sie auf deren Wiese campen dürfen oder, wenn nicht, wo man denn ggf. campen darf. Das ist eine gute Gelegenheit, um Kontakte zu knüpfen.

Was kann auf dem Weg passieren?

Ich möchte Ihnen keine Angst machen, aber wir müssen auch darüber reden, was auf dem Weg in die Sicherheit passieren kann. Wir brauchen uns nur Katastrophengebiete im Ausland anzusehen, vor allem Amerika, um zu verstehen, welche Gefahren auf dem Weg lauern. Nach dem Hurrikan Katrina waren viele Menschen auf der Flucht. Von dem Problem abgesehen, Treibstoff zu bekommen, wurde sehr oft von Überfällen berichtet. Dass Fremde in der Nacht das Benzin aus dem Tank zapften, war da noch das harmloseste. Es wurde auch berichtet, dass Menschen, die entsprechende Vorräte hatten, einfach ausgeraubt wurden und dann mit nichts dastanden.

In deutschen Katastrophengebieten habe ich von solchen Dingen noch nichts gehört. Weder als im Münsterland für mehrere Wochen der Strom ausfiel noch jetzt aus dem Ahrtal. Nun sind da aber die Menschen auch nicht auf der Flucht und erhalten aus dem Umland Hilfen.

Was ist, wenn es wirklich eine bundes- oder europaweite Katastrophe ist?

Wenn niemand von außen hilft? Dann kann es gerade im Umland großer Städte zu solchen Szenarien kommen. Weswegen ich noch einmal dafür spreche, möglichst nicht die sichere Wohnung zu verlassen, solange es geht.

Machen Sie sich bewusst, dass Sie gerade mit Kindern ein potenzielles Ziel sind. Sie sind erpressbar und haben wahrscheinlich zumindest für die Kinder einen kleinen

Vorrat dabei. Aber ich kann Ihnen auch ein bisschen die Angst nehmen, die größten Gefahren auf der Flucht ergeben sich nach meiner Einschätzung in den ersten Wochen nach Eintreten der Katastrophe. Das ist die Zeit, in der entsprechende Personengruppen auf die „Jagd" gehen. Wenn Sie die Situation beobachten und die Augen offen halten, sollten Sie in der Lage sein, diese Zeit in Ihrem trauten Heim zu überstehen (wenn nicht Ihr Heim selbst beschädigt oder durch Feuer und Co. bedroht ist). 2 bis 3 Wochen nach der Katastrophe haben sich die Gefahrenquellen in der Regel in bestimmten Gebieten eingefunden. Wenn Sie diese meiden können, haben Sie nun eine Chance, einen Weg zu Ihrem Refugium zu finden.

Exkurs: Warum Sie sich eine vernünftige Währung für den Notfall beschaffen sollten und worauf Sie dabei achten sollten

Wir haben das Thema zwar schon einige Male angesprochen, in diesem Kapitel möchte ich es jedoch noch einmal vertiefen: Es geht um das liebe Geld. In unserer funktionierenden und stabilen Gesellschaftsordnung können wir uns jederzeit darauf verlassen, mit Bargeld oder EC- bzw. Kreditkarte zahlen zu können. Das ist extrem einfach und in jedem Geschäft möglich. Aber was geschieht, wenn unsere Gesellschaft zusammenbricht? Wenn die Banken geschlossen sind und Bargeld nur noch das Papier wert ist, auf dem es gedruckt worden ist?

Dann sind die Menschen im Vorteil, die sich gut vorbereitet haben. Wer sich ein durchdachtes System aus alternativen Zahlungsmitteln zur Seite gelegt hat, ist den anderen Menschen um Längen voraus. Welche alternativen Zahlungsmittel sich dafür eignen und wie genau Sie sich auf diesen Fall vorbereiten sollten, erfahren Sie in diesem Kapitel. Sobald unser gesellschaftliches System zusammengebrochen ist, wird das Geld, das Sie besitzen, nichts mehr wert sein. Sowohl Bargeld als auch Geld auf Konten wird Ihnen nichts mehr bringen: Das Bargeld hat keinen materiellen Wert und Geld, das Sie auf Konten lagern, können Sie nicht mehr abrufen. Deshalb sollten Sie sich auf jeden Fall mit Naturalien absichern. Das sind zum Beispiel Gold, Zigaretten, Toilettenpapier, Mehl und andere Vorräte, die nicht verderben können und sehr lange haltbar sind.

Gold oder andere Edelmetalle können Sie in möglichst kleiner Stückelung für verschiedene Zahlungen im Alltag nutzen. Wenn wir in die Geschichte der Menschheit blicken, sehen wir immer wieder Beispiele, dass in allen Krisensituationen Gold gefragt war und die Menschen, die damit vorgesorgt haben, im Vorteil waren.

Auch Genussmittel, die nicht verderben können, wie zum Beispiel Alkohol und Zigaretten, sind eine gute Option, sich abzusichern. Auch nach dem Zweiten Weltkrieg waren Zigaretten eine inoffizielle Währung. Und Verbrauchsgüter wie Toilettenpapier und Nahrung, die nicht verderben können, sind im Krisenfall Luxusgüter, um die sich Ihre Tauschpartner reißen werden. Wenn Sie davon einen großen Vorrat haben, sind Sie in vielen Situationen im Vorteil.

Wichtig dabei ist jedoch immer, dass Sie Ihre Vorräte gut und trocken lagern können und Ihre Vorräte auch wirklich lange haltbar sind. Wenn Sie sich um Ihre „Krisenwährung" kümmern, sollten Sie sich immer fragen, was Menschen in Krisen- und Notsituationen unbedingt haben wollen. Denn dann sind Sie in Tauschsituationen im Vorteil und können genau das für sich heraushandeln, was Sie selbst gerne hätten.

Die Kriterien für Ihre optimale Krisenwährung sind:

- eine möglichst lange Haltbarkeit
- eine gute Lagerfähigkeit
- eine universelle Einsetzbarkeit
- eine hohe Fälschungssicherheit

Wenn Sie diese Punkte beachten, wird es Ihnen deutlich leichter fallen, sich eine Reserve an krisensicherem und alternativem Geld anzulegen. Dabei ist außerdem wichtig, dass Sie sich nicht nur auf ein einzelnes alternatives Zahlungsmittel verlassen. Legen Sie sich am besten einen breitgefächerten Vorrat an und wählen Sie Ihre „Währungen" so aus, dass Sie sie auch selbst verwenden könnten und für den Eigenbedarf benötigen. Zusätzlich sollten Sie immer auch Gold und andere Edelmetalle haben. Eine gute Mischung an Zahlungsmitteln ist hier definitiv Gold wert!

Ihre sieben wichtigsten Grundregeln, die ihr Überleben auf der Flucht sichern werden

Es gibt sieben Regeln, die Sie IMMER in Ihrem Hinterkopf haben sollten, da sie Ihnen Ihr Überleben sichern können. Einige der Regeln haben wir zwar schon kurz angesprochen, aber hier vertiefe ich alles, was Sie wissen müssen, und trage es Ihnen zusammen. Es ist zwar eigentlich alles wirklich wichtig, was in diesem Ratgeber steht, aber diese sieben goldenen Regeln sollten Sie immer im Hinterkopf behalten, wenn es um das Thema Flucht geht, denn sie ermöglichen Ihnen im Notfall das Überleben.

Am besten wäre es, wenn Sie diese Regeln so verinnerlichen, dass Sie sie, wenn Sie morgens um drei aus dem Bett geworfen werden würden, auswendig aufsagen könnten. Dann sind Sie perfekt vorbereitet!

1. Ihre Einstellung ist entscheidend über Leben und Tod.

Ihre geistige Einstellung ist das, was am Ende über Ihr Leben oder Ihren Tod entscheidet. Auf der Flucht und in der Wildnis ist die sogenannte „Dreier-Regel" extrem wichtig. Denn diese Regel sagt Ihnen, wie lange Sie ohne Unterstützung und Hilfe von außen am Leben bleiben können:

- Im Notfall können Sie bis zu drei Minuten ohne Sauerstoff überleben.
- Sie können drei Stunden lang ungeschützt in einer unwirtlichen Umgebung mit

Gefahren durch Tiere, Kälte, Wärme oder Nässe überleben.

- Sie können bis zu drei Tage ohne Wasser überleben, im Sommer bei heftiger Hitze ohne Schatten jedoch wesentlich kürzer.

- Sie können drei Wochen lang ohne Essen überleben.

Die verschiedenen Punkte der Dreier-Regel sagen Ihnen, welche Prioritäten Sie setzen sollten, um auf der Flucht überleben zu können. Kümmern Sie sich deshalb immer direkt als Erstes um einen geeigneten Unterschlupf, der Sie vor den Elementen schützt. Als Nächstes steht dann die Suche nach Wasser auf der Agenda. Sobald Sie das erledigt haben, sollten Sie sich um Nahrung kümmern.

Die Flucht stellt für Ihren Körper und Ihre Psyche eine riesige Herausforderung dar. Jetzt in Panik auszubrechen, wäre das Schlimmste, was Ihnen passieren könnte. Damit Sie nicht in Panik verfallen, können Ihnen diese Regeln helfen:

- Bevor Sie überstürzt und kopflos handeln, sollten Sie erst einen Moment innehalten. So verhindern Sie Kurzschlussreaktionen, die Sie in Schwierigkeiten bringen würden.

- Überlegen Sie sich nun einen Plan und überlegen Sie in Ruhe, was Sie tun sollten.

- Setzen Sie Ihren Plan danach Schritt für Schritt in die Tat um.

- Wenn Ihnen ein Fehler unterläuft, sollten Sie nicht in Panik verfallen, sondern kurz innehalten und überlegen, wie Sie am besten aus der Situation herauskommen. Zwingen Sie sich, einmal durchzuatmen und sortieren Sie Ihre Gedanken.

Wenn Sie sich an diese Schritte halten, können Sie Panik verhindern und bestmöglich auch mit besonders schwierigen Situationen zurechtkommen.

2. Suchen Sie sich einen Unterschlupf!

Wir haben ja eben gelernt, dass das Erste, was Sie auf der Flucht tun sollten, die Suche nach einem Unterschlupf ist. Denn für einen Menschen ohne Unterschlupf ist es in der Wildnis extrem gefährlich. Sie könnten nicht nur unterkühlen, sondern auch einen Hitzschlag bekommen, durch wilde Tiere angegriffen werden oder ein Ziel von feindlich gesinnten Gruppen werden.

Deswegen sollte Ihre oberste Priorität sein, sich einen Unterschlupf zu suchen oder zu bauen. Damit Ihr Unterschlupf Ihnen aber auch wirklich die Sicherheit bietet, die Sie benötigen, sollten Sie einige Dinge beachten:

- Der perfekte Standort für Ihren Unterschlupf: Der Ort, an dem Sie Ihren Unterschlupf bauen, sollte nach Möglichkeit in der Nähe eines Gewässers sein, Ihnen Baumaterialien für den Unterschlupf bieten und weit entfernt von der nächsten Straße sein, damit Sie nachts nicht von anderen Menschen überrascht werden können.

- Die Isolierung Ihres Unterschlupfes: Ihr Unterschlupf sollte nach Möglichkeit geschützt vom Boden sein und auch Wind, Regen oder Hagel und Schnee abhalten können. Sie sollten darauf achten, dass er nicht am Fuß eines Hanges ist, damit starke Regenfälle Ihnen nicht zum Verhängnis werden können.

- Damit Sie nicht frieren und sich bei Bedarf auch Essen erwärmen können, sollte die Möglichkeit gegeben sein, dass Sie sich ein Feuer machen können.

- Der Ort, an dem Sie den Unterschlupf bauen, sollte so groß sein, dass für alle Menschen, die dort unterkommen sollten, ausreichend Platz ist. Aber Achtung: Je mehr Menschen sich an einem Ort versammeln, desto schwieriger wird es, unauffällig zu bleiben. Dafür gibt es dann den Vorteil, dass niemand Sie so einfach angreifen würde. Sie müssen selbst abwägen, welche Argumente für Sie wichtiger sind.

Es ist jedoch nicht immer so, dass Sie sich selbst einen Unterschlupf bauen müssen. Vielleicht haben Sie sogar Glück und finden Standorte, die sich von Natur aus perfekt dafür eignen, ein provisorisches Zuhause auf Zeit für Sie zu sein. Das wäre zum Beispiel bei umgestürzten Bäumen oder noch besser bei Höhlen der Fall. Wenn Sie sehr unter Zeitdruck stehen, können Sie ganz schnell einen Unterschlupf aus Planen, Ästen oder Bauschutt bauen. Sie können auch schnell ein Zelt verwenden, aber bei einer besonders überstürzten Flucht haben Sie vielleicht keins dabei. Seien Sie deshalb kreativ, wenn es um den Bau Ihres Unterschlupfes geht, Not macht erfinderisch. Hauptsache, Sie bauen schnell eine rudimentäre Konstruktion und sichern sie dann ab. So sind Sie direkt vor den Elementen geschützt und haben den ersten Schritt zum Überleben erfolgreich gemeistert.

3. Kümmern Sie sich im Anschluss um Ihre Wasserversorgung!

Sobald Sie Ihren Unterschlupf gebaut haben, sollten Sie sich als Nächstes um Ihre Wasserversorgung kümmern. Wenn Sie clever waren, haben Sie Ihren Unterschlupf direkt in der Nähe eines Gewässers gebaut und können das Wasser direkt von dort beziehen. Wenden Sie dafür am besten die Bauanleitung für einen Filter an, den Sie in einem anderen Kapitel dieses Buches finden können. Alle weiteren Methoden, die ich Ihnen zur Wassergewinnung vorgestellt habe und noch vorstellen werde, sind natürlich ebenfalls gut geeignet.

4. Machen Sie sich ein Feuer!

Das Nächste, was auf Ihrer Agenda zum Überleben stehen sollte, ist die Fähigkeit, sich ein Lagerfeuer anzuzünden. Ein Lagerfeuer hält Tiere fern, spendet Wärme und kann beim Zubereiten von Nahrung helfen. Achten Sie aber bitte immer auf die Rahmenbedingungen, denn es gibt Situationen, in denen Sie kein Feuer anzünden sollten. Im Hochsommer in einem trockenen Wald sollten Sie kein Feuer anzünden, damit Sie keinen Waldbrand riskieren. Außerdem kann ein Feuer andere Menschen auf Sie aufmerksam machen, was in bestimmten Situationen ebenfalls gefährlich werden kann. Wägen Sie deshalb immer gut ab, ob ein Feuer Ihre Situation verbessert oder verschlechtert.

Damit es Ihnen auch wirklich gut gelingt, schnell und unkompliziert ein Lagerfeuer anzünden zu können, sollten Sie verschiedene Anzünder dabeihaben, zum Beispiel Feuerstahl oder Feuersteine. Achten Sie darauf, dass der Brennstoffhaufen niemals höher und breiter als einen Meter wird, damit Sie das Feuer immer unter Kontrolle haben. Am besten ist es, wenn Sie das Feuer in einer extra dafür ausgehobenen Grube in einer steinigen Umgebung entzünden, so haben Sie auch den Funkenflug immer im Blick und minimieren Risiken. Damit Sie andere Menschen möglichst nicht auf sich aufmerksam machen, sollten Sie nur trockene Äste verwenden, da sich so weniger Qualm entwickelt.

Wenn Sie das Feuer löschen, sollten Sie dafür Sand oder Erde verwenden, denn Wasser ist viel zu selten und zu kostbar, um es für so etwas zu verschwenden. Wichtig ist, dass Sie Ihr Feuer IMMER löschen und niemals unbeobachtet ausbrennen lassen, um keine unnötigen Risiken einzugehen.

5. Jetzt steht Ihre Nahrungsversorgung auf der Tagesordnung!

Wenn Sie alle vorherigen Punkte abgearbeitet haben, sollten Sie damit beginnen, sich um Ihre Nahrungsmittel zu kümmern. Wichtig ist aber, dass Sie diese Reihenfolge beibehalten: Zuerst der sichere Unterschlupf, dann das Wasser und anschließend die Wärme. Erst dann kümmern Sie sich um Nahrung.

Wenn alles bisher nach Plan gelaufen ist, dann haben Sie einen Vorrat an Nahrungsmitteln dabei und können eine Weile unabhängig mit Ihrem Essen leben. Wenn Sie jedoch unterwegs sind, können Sie gar nicht so viele Vorräte dabeihaben, dass Sie einen längeren Zeitraum davon leben können. Dann ist es an der Zeit, dass Sie sich Alternativen überlegen.

In der freien Wildbahn gibt es einige Möglichkeiten, sich selbst zu ernähren. Angefangen bei Pflanzen über Insekten bis hin zur Jagd oder dem Angeln. Über Pflanzen habe ich Ihnen ein eigenes Kapitel geschrieben, lesen Sie dort am besten direkt weiter. Von Insekten sind erstaunlich viele essbar, trauen Sie sich?

6. Nun sollten Sie sich orientieren!

Jetzt kommen wir auch schon zum sechsten und damit vorletzten Tipp, den ich für Sie vorbereitet habe: Achten Sie darauf, Ihre Orientierung zu behalten! Wenn Sie sich verstecken wollen oder vor etwas oder jemandem fliehen wollen, sollten Sie schließlich wissen, in welche Richtung Sie fliehen oder aus welcher Richtung Sie kommen. Denn Sie wollen ja sicherlich weder Ihren Feinden direkt in die Arme laufen noch in ein verstrahltes Gebiet laufen. Deshalb ist es für jedes Szenario, auf das Sie sich vorbereiten sollten, wichtig, dass Sie die Orientierung behalten. Natürlich ist es praktisch, wenn Sie einen Kompass dabeihaben. Falls Sie jedoch keinen dabeihaben, werden Ihnen bestimmt diese Tipps helfen:

• Wenn Sie sich in Mitteleuropa aufhalten, sollten Sie im Hinterkopf behalten, dass der Wind im Regelfall aus westlicher Richtung kommt. Die meisten Bäume und freistehenden Pflanzen sind deshalb leicht in Richtung Osten geneigt.

• Die meisten Moose und Farne wachsen auf der schattigeren Seite von Bäumen dichter. Auf der Nordhalbkugel ist das die nördliche Seite und auf der Südhalbkugel die südliche Seite.

• Wenden Sie die Schattenstock-Methode an: Die sogenannte „Schattenstock-Methode“ ist sehr hilfreich, wenn Sie die Himmelsrichtungen bestimmen wollen. Sie ist sehr genau und ziemlich unkompliziert durchzuführen. Alles, was Sie dafür benötigen, sind einige Äste und die Sonne. Es ist wichtig, dass die Sonne scheint, wenn Sie die Himmelsrichtungen mit dieser Methode ermitteln wollen. Nehmen Sie sich einen möglichst geraden Stock, der zwischen 60 und 100 Zentimetern lang sein sollte. Die übrigen Stücke dürfen ruhig etwas kleiner sein. Am besten ist es, wenn Sie die Stöcke an einer Seite leicht anschnitzen, damit Sie sie besonders leicht in den Boden stecken können. Grundlage der Methode ist das Wissen, dass die Sonne im Osten auf- und im Westen untergeht.
Suchen Sie sich nun einen möglichst ebenen und sonnigen Platz. Stecken Sie den großen Stock jetzt möglichst gerade in einem rechten Winkel in den Boden. Der Stock wird nun einen Schatten werfen. Markieren Sie das Ende des Schattens direkt mit einem der kleinen Stöcke. Warten Sie nun eine Viertelstunde und markieren Sie das Ende des Schattens, den der große Stock wirft, erneut. Wiederholen Sie das Vorgehen nun zwei- bis dreimal. Ziehen Sie nun eine Linie zwischen allen Markierungen. Diese Linie stellt nun die West-Ost-Linie dar, weil der Schatten sich logischerweise direkt entgegengesetzt zur Sonne bewegt. Sie wissen nun auch, dass sich im rechten Winkel zu der von Ihnen gezogenen Linie der Norden befindet. Eigentlich völlig simpel, oder?

7. Kommen wir zum letzten wichtigen Punkt: Wenden Sie grundlegendes Wissen über die Natur an!

Wenn Sie Ihr Überleben auf der Flucht erst einmal sichergestellt haben, dann ist es an der Zeit, dass Sie Ihr Wissen über die Natur anwenden. Deswegen ist es so wichtig, dass Sie sich schon jetzt intensiv damit beschäftigen, was die Natur Ihnen alles verraten kann. Vertiefen Sie Ihr Wissen am besten in den Bereichen Heilkräuter, Fährten lesen, Wolken lesen und werden Sie allgemein sensibler für die feinen Anzeichen der Natur. Ich hoffe sehr, dass Sie diese Regeln WIRKLICH verinnerlichen. Wenn Sie mögen, können Sie sie sich auch abschreiben oder ausdrucken und zu Ihrer Ausrüstung packen. So können Sie auf Nummer sicher gehen, dass Sie wirklich wissen, was im Notfall auf der Flucht zu tun ist und wie Sie vorgehen sollten, wenn Sie doch einmal den Kopf verlieren und irrational handeln.

Angekommen im Wald, und nun?

Im folgenden Kapitel gehe ich mal typische Survival-Punkte durch, die Sie auf dem Weg in Ihr sicheres Refugium brauchen könnten oder, wenn Sie keinen sicheren Zielort haben, auf jeden Fall trainieren sollten, bevor Sie in die Situation kommen, diese Skills zu brauchen.

SICHERHEIT GEHT VOR

Gerade wenn Sie vielleicht mit Kindern unterwegs sind, hat Sicherheit die oberste Priorität. Achten Sie auf das Gelände, vermeiden Sie gefährliche Auf- oder Abstiege. Wenn Sie sich nicht vermeiden lassen, dann sichern Sie sich und Ihre Familie ab.

1. Wenn Ihre Fluchtstrecke steilere Hindernisse vorsieht, dann nehmen Sie Seile mit, um Kinder oder Partner entsprechend absichern zu können.

2. Achten Sie darauf, dass gerade Kinder nicht alles anfassen oder gar in den Mund stecken, weil sie Hunger haben und die Beere doch so lecker aussieht.

3. Für Ihre Sicherheit und die Ihrer Familie sollten Sie Wildpflanzen pauken, zumindest die, die am häufigsten in der Gegend wachsen und essbar sind, in der Sie unterwegs sein werden. Pauken Sie auch eventuell ähnlich aussehende giftige Pflanzen. Essen Sie nichts, was Sie nicht kennen.

4. Nehmen Sie unbedingt Bestimmungsbücher mit. Verlassen Sie sich nicht auf das E-Book im Handy. Das Handy könnte kaputtgehen oder Sie haben irgendwann keinen Strom mehr. Papier ist weit robuster und braucht keinen Strom!

5. Diese Bestimmungsbücher gibt es in kleinen handlichen Formaten. Etwas größer auch mit Rezepten, aber das kleine handliche ist für den Rucksack oder die Hosentasche leichter.

6. Dasselbe gilt für Pilze. Essen Sie nur Pilze, die Sie eindeutig identifizieren können. Sind Sie sich unsicher, lassen Sie es. In einer Krisensituation wird Ihnen niemand zur Hilfe eilen, keine Giftnotrufzentrale und auch kein Rettungsdienst.

7. Auch sollten Sie Verletzungen möglichst vermeiden. Entzündete Wunden können im Ernstfall lebensgefährlich werden.

8. Das gilt vor allem für die Füße. Blasen und Wunden an den Füßen können zu einem

Problem werden, vor allem wenn es Ihnen nicht gelingt, Schuhe und damit die Füße trocken zu halten.

9. Achten Sie entsprechend in Ihren Vorbereitungen darauf, dass die ganze Familie vernünftige und passende Schuhe hat. Sie sollten nicht drücken und lieber etwas größer ausfallen, damit man vor allem im Winter mehrere Socken übereinander anziehen kann.

10. Was die Socken betrifft, so gibt es spezielle Wandersocken, die an den Problemstellen verstärkt sind, also vor allem an der Ferse und den Zehen, wo sich besonders gern Blasen bilden.

11. Die Schuhe können Wanderschuhe sein, aber auch Sicherheitsschuhe sind sehr gut für diesen Weg. Die Kappe schützt die Zehen, die durchtrittsichere Sohle vor allerlei Gefahren von unten. Chemikalienfeste Sohlen und Nähte sind je nach Szenario ebenfalls sehr viel wert, etwa wenn man durch ein mit Chemikalien verseuchtes Gebiet muss.

12. Es gibt Sicherheitsschuhe von einigen namhaften Herstellern auch in Kindergrößen.

13. Wichtig ist, dass Sie alle die Schuhe einlaufen. Sie sind in der Regel etwas schwerer, aber anstelle der Stahlkappe kann man auch Karbonfaserkappen nehmen, dann ist das Gewicht nur minimal höher als bei normalen Schuhen.

14. Zusätzlich wichtig für die Sicherheit: Sonnenschutz, Mückenschutz und dem Wetter angemessene Kleidung. Am besten nutzen Sie die Zwiebeltechnik auf dem Weg. Wenn es kalt ist – eine Lage mehr, wenn es warm wird – eine Lage weniger. Achten Sie aber auch darauf, dass Sie nicht verschwitzt einem kalten Wind ausgesetzt sind, da Sie dann Gefahr laufen, einen Atemwegsinfekt zu bekommen.

15. Weitere Sicherheitsmaßnahmen sind Stock, Steinschleuder ohne Ähnliches, um sich im Notfall verteidigen zu können. Wägen Sie dabei immer genau ab, welche Chancen Sie haben, und entscheiden Sie dann, ob Sie aktiv verteidigen oder nicht.

WAHL DES LAGERPLATZES

Egal, ob Sie auf dem Weg zu einer sicheren Zuflucht sind oder eine solche nicht haben und Sie sich im Wald oder Feld etwas bauen müssen: Wenn Sie lagern, beachten Sie immer folgende Sicherheitsaspekte:

Lagern Sie niemals in einer Senke oder zu nah an einem Bach oder Fluss. Schon gar nicht, wenn Sie mit Regen oder Schneeschmelze rechnen müssen. Dann kann es schnell passieren, dass Ihre provisorische Behausung überschwemmt wird. Suchen Sie sich stattdessen einen etwas erhöhten Ort, am besten mit einer Felswand oder Ähnlichem im Rücken, sodass von dieser Seite keine Gefahr drohen kann.

Ist keine Felswand in der Nähe, suchen Sie sich eng stehende Bäume und weben Sie mit Ästen eine provisorische Rückwand. Wenn da jemand oder etwas durch will, hören Sie das. Außerdem wirft diese Wand die Wärme eines Lagerfeuers zurück und schützt vor Wind. Siehe Abbildung 8.

Sie können die Löcher in der provisorischen Wand mit Laub und Moos zustopfen. Je dichter die Wand, desto mehr Wärme bleibt bei Ihnen und desto weniger Wind stört sie.

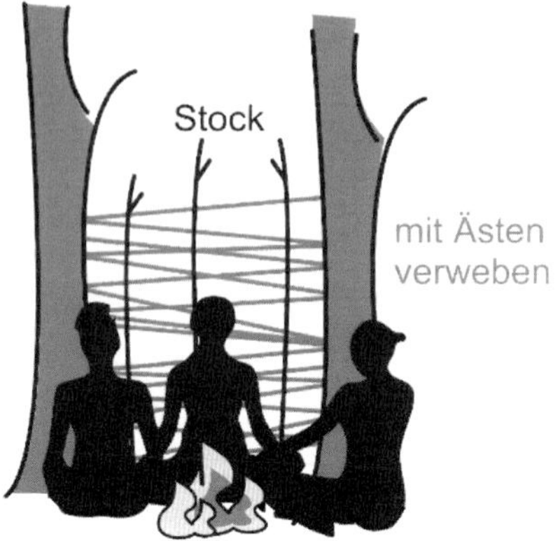

Abbildung 8

Jetzt haben wir eine Wand von hinten, aber was ist, wenn es regnet oder schneit?

Wir brauchen ein Dach. Am besten wäre es, wenn Sie ein Zelt dabei hätten oder zumindest eine Plane. Bauen Sie das Zelt zwischen die Wand und das Lagerfeuer, sodass die Wärme in das Zelt ziehen kann.

Sie haben kein Zelt, sondern nur eine Plane? Spannen Sie diese von Ihrer provisorischen Wand zu den nächsten Bäumen oder schräg nach unten, sodass aber noch genug Platz für das Feuer bleibt. Siehe Abbildung 9.

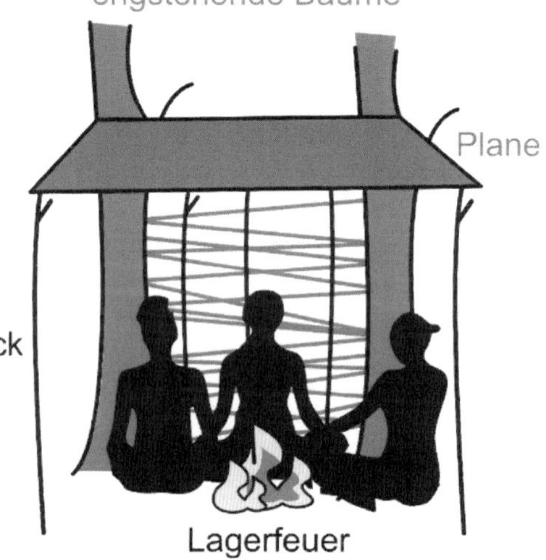

Abbildung 9

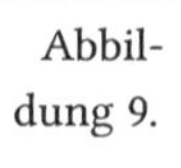

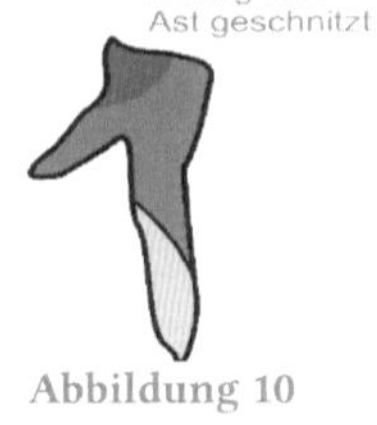

Abbildung 10

Was Sie haben sollten, wären Seil und Heringe, um die Plane zu befestigen. Heringe können Sie aber auch aus Stöcken mit etwas Geschick und einem Messer selbst fertigen. Siehe Abbildung 10.

Sie haben auch keine Plane?

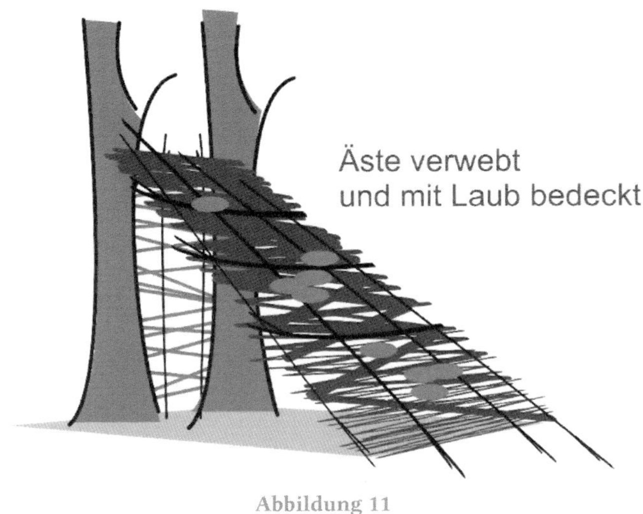

Abbildung 11

Dann müssen Sie bauen. Lehnen Sie weitere Äste an Ihre provisorische Rückwand und verweben Sie diese miteinander, so gut es geht. Auch hier kann man nun mit Moos und Blättern die Ritzen stopfen. Wenn man welches findet, kann man dafür auch Gras verwenden, das man in Bündeln in das Dach einwebt. So bekommt man einen relativ trockenen Unterschlupf. Siehe Abbildung 11.

Natürlich müssen Sie darauf achten, den Unterschlupf nicht in Brand zu stecken. Wenn Sie jetzt noch eine Seitenwand mit derselben Technik an einem Ende weben, haben Sie sogar eine ganz passable Hütte.

Doch von oben vor dem Regen geschützt zu sein, ist nur die halbe Miete. Wenn es stark regnet, kann sich das Wasser dennoch seinen Weg am Boden durch Ihren Unterschlupf bahnen. Damit das nicht geschieht, ist es hilfreich, einen Entwässerungsgraben, um den Unterschlupf zu ziehen, sodass das Wasser in diesem Graben um den Unterschlupf herumgeleitet wird.

TRINKWASSER

Wie in der Stadt ist auch im Wald das Wasser das Wichtigste. Sie können einerseits Regen auffangen und andererseits eine Quelle suchen. Tritt die Quelle frisch aus dem Boden, ist das Wasser in der Regel recht gut trinkbar. Dennoch sollten Sie kein Risiko eingehen. Fangen Sie das Wasser auf und kochen Sie es ab. Auch bei sauber erscheinenden Bächen kann man das Wasser abkochen und trinken.

Vorsicht, wenn das Wasser irgendwie riecht oder einen komischen Geschmack hat. Für diesen Fall sollten Sie einen Filter dabei haben oder zumindest Reinigungstabletten. Die geben dem Wasser leider auch einen schlechten Beigeschmack. Noch besser wäre hier die Destillation, die ich Ihnen ja im Teil ‚Überleben in der Stadt' schon vorgestellt habe. Nun hat aber nicht jeder auf der Flucht zwei passende Töpfe dabei zum Destillieren. Also was kann man noch machen?

Graben Sie in der Nähe des Gewässers ein Loch im Boden, bis Sie auf Wasser stoßen. Dieses ist durch die Erdschichten vorgefiltert.

Riecht dieses Wasser immer noch?

Dann stellen Sie in dieses Loch einen Topf oder eine Tasse und decken Sie das Ganze mit einer Plastikfolie ab, in deren Mitte Sie einen Stein legen, sodass direkt über dem Topf oder der Tasse eine Vertiefung entsteht. Mit etwas Geduld wird sich an der Folie Kondenswasser sammeln und dann in die Tasse tropfen. Im Endeffekt ist es dasselbe Prinzip wie die Destillation, nur geht es halt viel langsamer. Aber das ist ja egal: Hauptsache, Sie bekommen Trinkwasser. Siehe Abbildung 12.

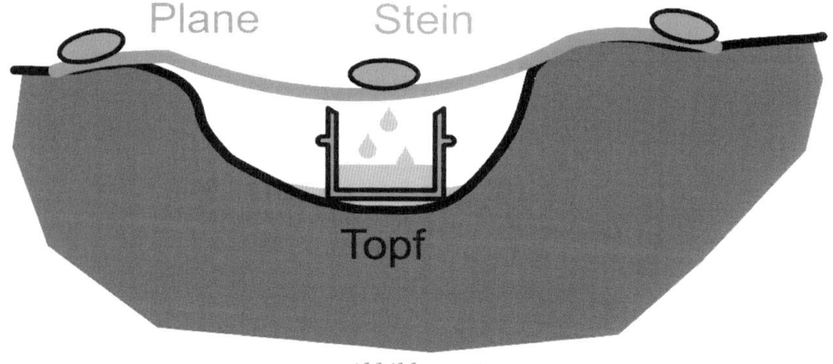

Abbildung 12

Was geht noch?

Vor allem im Herbst und im Frühjahr gibt es oft Nebel, gerade auch in der Nähe von Wasser. Dieser Nebel schlägt sich auch an Oberflächen nieder. Spannen Sie Planen oder Synthetik-Stoffe so auf, dass eine Spitze in ein Gefäß zeigt und alle anderen Seiten wie eine leichte Röhre positioniert sind. Der Nebel schlägt sich am Gewebe nieder und, wenn Sie es richtig aufgehängt haben, sammelt sich das Wasser und rinnt zu der niedrigsten Spitze hinab in den Topf oder die Tasse.

Diese Form der Trinkwassergewinnung wird in sehr nebelreichen, aber niederschlagsarmen Regionen genutzt, um Wasser zu sammeln.

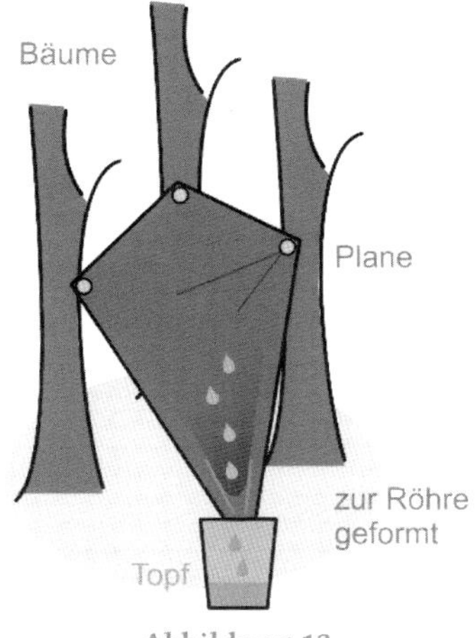

Abbildung 13

Denken Sie aber daran, dass das Regenwasser, der Nebel und auch Kondenswasser keine Mineralien enthalten. Versetzen Sie es mit einer kleinen Prise Salz, Getränkepulver oder auch einer Multivitamintablette, ehe Sie es trinken.

Siehe Abbildung 13.

FEUER

Ja, in der Natur kann man Feuer machen … oder auch nicht.

Beachten Sie immer Ihre Umgebung; ein Wald, der Ihnen Schutz bietet, sollte nicht unbedingt Feuer fangen. Ein Waldbrand ist aufgrund natürlicher Gegebenheiten noch viel gefährlicher als ein Brand in der Stadt.

Also ist das erste Gebot beim Feuermachen: Sicherheit. Im Hochsommer in einem völlig ausgetrockneten Wald sollte man es sich lieber dreimal überlegen, ob ein Feuer notwendig ist. Wenn es notwendig ist, sollten Sie einige Sicherheitsvorkehrungen treffen.

1. Halten Sie Sand oder Erde zum Löschen bereit.

2. Reinigen Sie die Umgebung der Feuerstelle von allem, was brennen kann.

3. Achten Sie darauf, dass keine Äste über der Feuerstelle hängen. Am besten machen Sie Feuer auf einer Lichtung, die zu allen Seiten viel Abstand zu den Bäumen zulässt.

4. Machen Sie eine Kuhle für das Feuer und grenzen Sie diese mit Steinen ab.

5. Sie brauchen erst einmal kleines Holz, Zunder oder Papier, um das Feuer zu entfachen, und trockenes Holz.

6. Wenn das Feuer einmal brennt, können Sie feuchtes Holz neben dem Feuer stapeln, um es zu trocknen.

Aber wie macht man denn Feuer?

Also ich bin immer dafür, Streichhölzer und Feuerzeug im Rucksack zu haben.
Aber irgendwann sind die verbraucht und was dann?

Da gibt es verschiedene Möglichkeiten. Mit Feuerstahl kann man Funken erzeugen, die dann Zunder und anderes leicht brennbares Material entzünden. Entsprechend sollten Sie so einen Stahl im Rucksack haben. Den gibt es in verschiedenen Größen und er ist nicht teuer. Es gibt auch bessere Ausführungen, bei denen noch ein Magnesiumstab dabei ist oder eingemischt wurde. Man nutzt dann die Magnesiumspäne, um sich das Feuermachen zu vereinfachen. Aber wenn Sie das alles auch nicht haben, oder es kaputt, verloren oder leer ist ... okay, wie lange muss man so ein Stahl benutzen, bis er so abgewetzt ist, dass nichts mehr geht ... dann haben Sie immer noch eine steinzeitliche Methode, um Feuer zu erschaffen.

Mit einem Feuerbohrer Feuer machen
Allerdings sag ich gleich, das ist nicht so einfach, wie sich das anhört.

1. Sie brauchen dazu einen etwas krummen Ast als Bogen, den Sie an beiden Enden für die Schnur einkerben.

2. Dann brauchen Sie einen Stein, mit dem Sie den eigentlichen Bohrer von oben halten und vor allem darauf Druck ausüben können.

3. Und dann haben wir den eigentlichen Bohrer und das Bohrbrett. Beide sollten aus demselben Holz sein, deswegen nehmen Sie hier einen längeren Ast mit mindestens 2 cm Stärke. Dieser sollte noch am Baum, aber trocken sein. Praktisch wäre einer, der seine Rinde verloren hat. Am besten eignen sich Weide, Lärche, Pappel oder Linde.

4. Das Holz darf nicht zu hart sein. Ob es die richtige Härte hat, können Sie mit einem Fingernagel testen. Können Sie mit dem Fingernagel eine kleine Kerbe machen, ist das Holz weich genug. Geht das nicht, ist der Ast zu hart. Geht es hingegen zu leicht oder brechen Sie in das Holz ein, ist der Ast morsch und ebenfalls ungeeignet.

5. Den einen Teil des Astes, aus dem der Bohrer wird, müssen Sie an beiden Enden anspitzen.

6. Das Bohrbrett sollte möglichst genau 2 cm haben, schnitzen Sie es so zurecht, dass Sie eine möglichst ebene Fläche bekommen.

7. Ist das getan, schnitzen Sie ca. 2 cm vom Rand entfernt eine kleine Kuhle hinein. Zum Schluss schneiden Sie noch vom Rand zur Kuhle eine Kerbe in Form eines Kuchenstücks.

Nun kommen wir zur eigentlichen Kunst. dem Feuerbohren. Nein, das ist nicht so einfach, wie sich das anhört. Gerade wenn man keine Übung hat, kann das sehr anstrengend sein.

Damit Sie später nicht im Qualm stehen, stellen Sie sich an eine Stelle mit etwas Zug. Legen Sie das Bohrbrett auf den Boden und stellen Sie sich mit dem linken Fuß auf die linke Seite des Bretts, möglichst nah an der Kerbe. Knien Sie sich auf das rechte Knie, sodass der linke Unterschenkel Druck auf das Brett ausübt.

Nehmen Sie jetzt den Bohrer in die Hand und spannen Sie den Bohrer in die Sehne ein, indem Sie ihn mindestens einmal umwickeln. Setzen Sie den Bohrer ins Loch auf dem Bohrbrett. Auf das obere Ende des Bohrers drücken Sie nun das Druckstück. Der Bogen sollte nach rechts zeigen, die Sehne zum linken Bein, wenn Sie Rechtshänder sind. Das Druckstück fassen Sie dann mit Links. Es sollte exakt waagerecht sein, um nicht abzurutschen. Durch die Beinstellung und den gebeugten Oberkörper fixieren Sie den Arm, sodass Sie, ohne viel zu wackeln, einen gleichmäßigen Druck ausüben können. Sollten Sie Linkshänder sein, müssen Sie die gesamte Stellung einmal spiegeln.

Anbohren

Beginnen Sie, langsam zu bohren. Ziehen Sie den Bogen in langen Zügen. Nutzen Sie immer die gesamte Länge des Bogens aus. Mit etwas Übung bleibt die Sehne schön waagerecht. Nun müssen Sie so lange bohren, bis das Loch im Bohrbrett genauso breit ist wie der Bohrer. Auch wenn es dabei schon qualmt, noch gibt es kein Feuer.

Das eigentliche Feuerbohren:

Verschließen Sie nun die Kerbe von außen mit Zunder, aber nur am Rand, und legen Sie einen flachen Span unter die Kerbe. Die Kerbe selbst bleibt frei, da sie später den glühenden Abrieb des Bohrers aufnimmt.

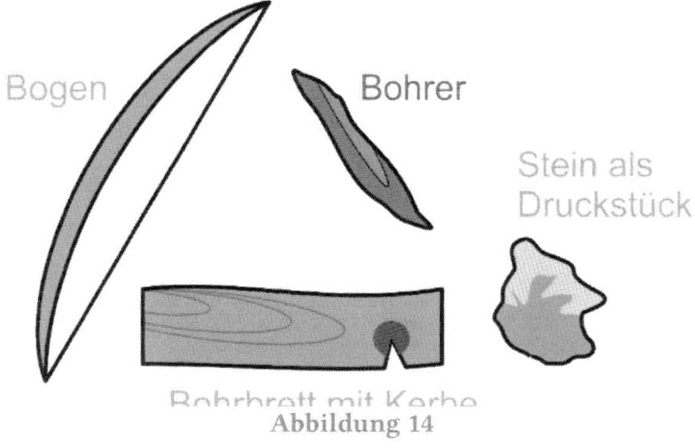

Abbildung 14

Nun geht es ans Bohren. Üben Sie einen möglichst hohen Druck auf den Bohrer aus und ziehen Sie schnell und gleichmäßig durch. Konzentrieren Sie sich dabei auf die linke Hand, die den Druckkopf hält, denn sie ist es, die über den Erfolg bestimmt. Nach ca. einer Minute sollte es bereits ordentlich qualmen, bohren Sie weiter, bis Sie wirklich nicht mehr können. Dann hören Sie auf und legen den Bohrer beiseite. In der Kerbe sollte sich nun ein kleiner Haufen schwarzen, qualmenden Abriebs gesammelt haben. Nehmen Sie vorsichtig den Fuß vom Brett. Der rauchende Abrieb wird zu einem Feuer, wenn Sie nun mit gleichmäßigen, nicht zu starken Atemzügen aus ca. 15 cm Entfernung über das Loch hinwegblasen. Es sollte dabei immer ein Rauchfaden aufsteigen. Irgendwann beginnt die Umwandlung und die Glut wird wachsen. Nehmen Sie nun den Span, auf dem die Glut liegt, legen Sie ihn vorsichtig in ein vorbereitetes Zundernest und verschließen Sie es vorsichtig mit Heu oder Stroh, dann blasen Sie mit langen gleichmäßigen Zügen, bis sich Qualm bildet. Dann etwas stärker blasen und das Stroh fängt Feuer. Nun kann man damit das Lagerfeuer entzünden.

Die Vorarbeiten müssen Sie nicht jedes Mal neu machen. Ist ein Brett einmal angebohrt, kann man es immer wiederverwenden, solange die Kuhle für den Bohrer noch Abstand nach unten hat. Siehe Abbildung 14.

So, nun haben wir Feuer, eine Unterkunft, Wasser und was tun wir nun?

Ach richtig, ...

ESSEN ...

... wäre auch nicht verkehrt.

Die mitgenommenen Vorräte sind irgendwann aufgebraucht, und was dann?

Beim Thema Sicherheit hatte ich schon darüber gesprochen, dass man sich mit Pflanzen und Pilzen auskennen sollte. Es gibt im Notfall keine Giftnotrufzentrale mehr und entsprechend wäre ein Fehler bei der Essenswahl fatal. Lernen Sie im Vorfeld etwas über Pflanzen und Pilze, gehen Sie auf Führungen mit und besorgen Sie sich Bestimmungsbücher, die Sie bei sich tragen. Haben Sie das alles nicht getan, wird es eine harte Lehrstunde.

Alternativ können Sie auch Samen in Ihre Notfallausrüstung packen und dann, je nachdem, wie lange Sie voraussichtlich draußen bleiben müssen, einen Garten anlegen, um Gemüse, Obst und auch Getreide anzupflanzen.

Stellen Sie sich das nicht zu einfach vor. Sie müssen den Boden bearbeiten, düngen, die Pflanzen vor „Fressfeinden" schützen und so weiter.

Aber das Anlegen von Äckern und Gärten ist eine langfristige Art der Nahrungsbeschaffung. Bis die Pflanzen erntereif sind, müssen Sie das Loch überbrücken.

Also halten Sie sich zuerst an Pflanzen, die Sie kennen:

1. Brennnessel und ihre Schwester die Taubnessel.

Nach dem Anwelken bzw. Erhitzen ist die Brennnessel nicht mehr so brennend. Sie wird schon seit Jahrtausenden als nahrhafter Mineral- und Vitaminlieferant genutzt. Man kann aus den jungen Blättern sowas wie Salat machen, ältere Blätter kann man in einem Teigmantel ausbacken, wenn man denn noch Mehl hat. Auch die Samen sind eine leckere Nahrungsergänzung. Angeröstet ergeben sie einen schön nussigen Geschmack.

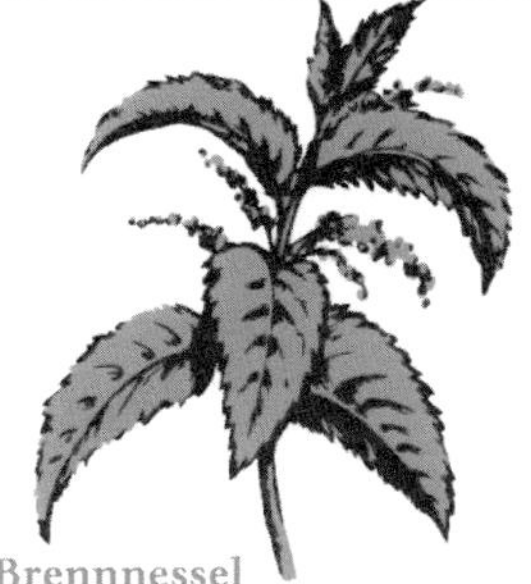
Brennnessel

Der Löwenzahn – auch so eine Pflanze, bei der es kein Vertun gibt und die fast überall wächst. Von ihr isst man die jungen Blätter. Man kann die Blüten sammeln und auskochen, hat man noch Zucker, kann man einen Löwenzahnsirup kochen, der gemeinhin auch als Löwenzahn-Honig bezeichnet wird.

Löwenzahn

Die Wurzel kann man ausgraben und trocknen, als Tee zubereitet oder geröstet und gemahlen als Kaffee-Ersatz ist sie ein guter Mineralstofflieferant.

Noch eine Pflanze, die jeder kennt und die man kaum verwechseln kann, ist das Gänseblümchen. Man kann die Blüten als Tee mit Wasser aufgießen, aber man kann sie auch als Salatbeilage essen.

Echte Kamille, auch hier gibt es kaum ein Vertun, denn die Echte Kamille hat nicht nur die typischen Blüten, sie hat auch den typischen Kamille-Duft, den man teilweise schon riecht, noch ehe man die Pflanze sieht.

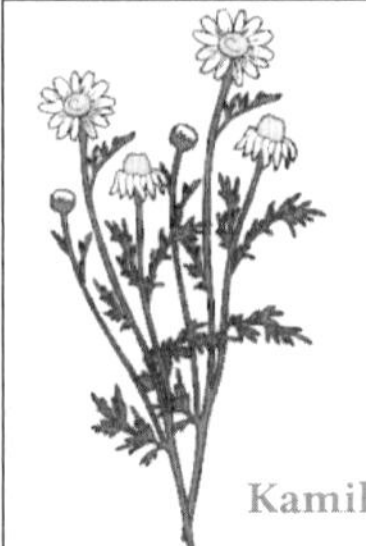

Kamille

Die Kamille ist eine Heilpflanze. Man verwendet sie bei Atemwegsinfekten als Dampfbad, also in einem Topf kochen und dann das Gesicht über den Topf halten und mit einem Tuch abdecken, als entzündungshemmende Creme oder auch als Tee. Man kann die Blüten aber auch einfach als Salat essen, wenn man den Geschmack mag.

Was kann ich Ihnen noch vorstellen, wo es kein gefährliches Vertun gibt?

Die Klette ist auch so eine Pflanze, die wohl jeder kennt. Sie klettet sich an Kleidung, in die Haare, bei Tieren ins Fell und lässt sich so verbreiten.

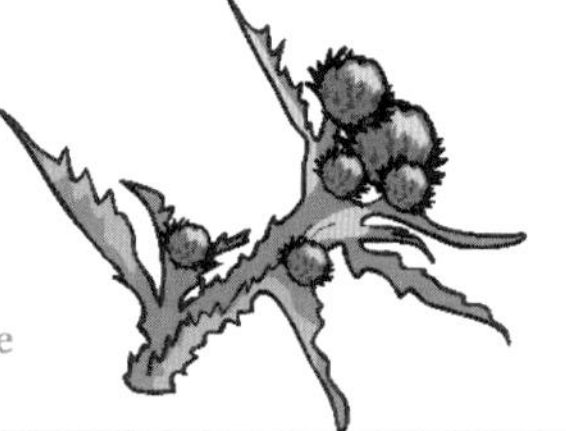

Großklette

Essen kann man die Wurzeln, die jedoch einen recht bitteren Geschmack haben. Auch die Stängel der Klette sind essbar.

Ebenfalls unverwechselbar sind Disteln. Hier isst man den Blütenboden, aber auch die jungen, von Dornen befreiten Blätter. Nur so zur Info: Die allseits bekannte Artischocke ist auch eine Distelblüte. Die hier heimischen Disteln sind etwas kleiner, werden aber im Endeffekt genauso zubereitet.

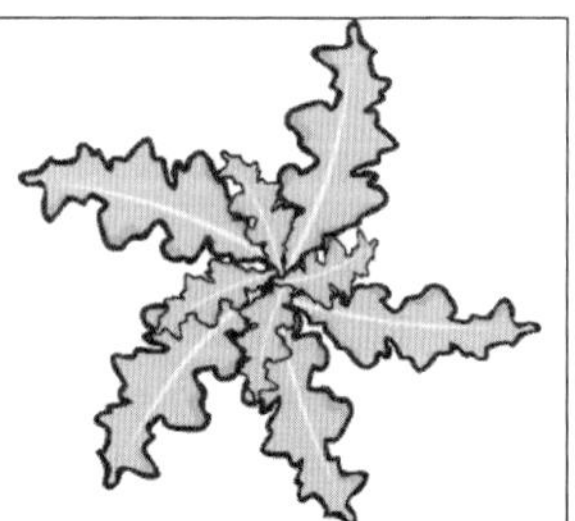

Edeldistel

Auch bei Schilf kann man kaum etwas verkehrt machen. Hier wird die Wurzel gegessen. Das Schilfrohr kann hingegen zum Eindecken einer Hütte verwendet werden oder zum Flechten von Körben und anderen nützlichen Dingen.

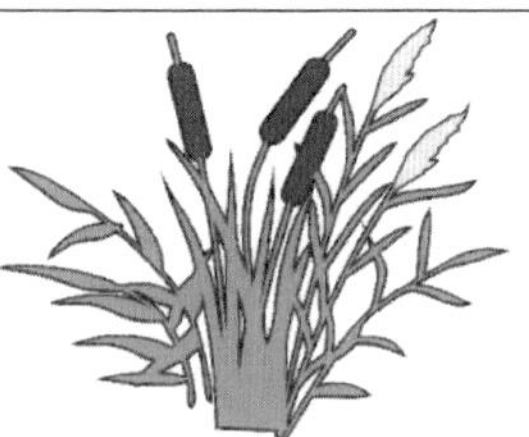

Schilf

Sie sehen, es gibt einige Pflanzen, die man verwechslungsfrei verwenden kann. Machen Sie sich damit vertraut.

Unbekannte Pflanzen?

Sie haben keine vertraute Pflanze gefunden? Nichts, was Sie kennen, und haben auch sonst keine Vorräte mehr? Das ist nicht gut. Gehen Sie sehr vorsichtig vor und halten Sie sich genau an die folgenden Regeln. Seien Sie nicht unaufmerksam, es könnte um Ihr Leben gehen.

1. Riechen Sie zuerst an der Pflanze, dann nehmen Sie ein Blatt und zerreiben es vorsichtig. Warten Sie nun 24 Stunden. Stellt sich eine Reaktion ein, Finger weg.

2. Passiert nichts, dann nehmen Sie ein winziges Stück und zerkauen es. Schmeckt es bitter? Dann ist es in der Regel ein schlechtes Zeichen. Auch ein Brennen auf der Zunge oder ähnliche Reaktionen sind nicht in Ihrem Sinne. Spucken Sie das Stück aus, spülen Sie den Mund und lassen Sie die Finger von der Pflanze. Passiert nichts dergleichen, schlucken Sie es herunter. Warten Sie wieder 24 Stunden und achten Sie auf Symptome wie Übelkeit, Herzrasen und Ähnliches.

3. Erst wenn wieder nichts passiert ist, können Sie es wagen.

4. Aber noch mal: Ich rate davon ab, etwas zu essen, was Sie nicht kennen, denn einige Pflanzen entfalten Ihre Giftigkeit erst über längeren Zeitraum oder mit zunehmender Menge.

Tun Sie sich selbst einen Gefallen und lernen Sie die Pflanzen kennen, ehe Sie in einem Notfall darauf angewiesen sind, etwas zu Essen zu finden.

WAS SONST NOCH ZUM SURVIVAL GEHÖRT

Sie haben nun erfahren, wie Sie in der Stadt überleben können, was zu beachten ist, wenn Sie die Stadt verlassen, und was Sie tun können/müssen, wenn Sie ohne einen festen Zufluchtsort im Wald überleben wollen. Was ich nur am Rand angesprochen habe, ist die Frage, was man im Falle von Krankheit oder Verletzung tut.

Das Wichtigste ist natürlich, Krankheit und Verletzungen möglichst zu vermeiden. Gerade wenn es keine medizinische Versorgung mehr gibt und Antibiotika nur schwer bis gar nicht verfügbar sind.

Doch wie das Leben so spielt, es kann immer was passieren, vor allem wenn man draußen in der Natur unterwegs ist.

Erste Hilfe

Sie haben einen Erste-Hilfe-Kurs gemacht, als Sie Ihren Führerschein gemacht haben? Wissen Sie denn auch noch, was darin vorkam?

Können Sie die stabile Seitenlage herstellen oder eine Herzmassage durchführen?

Frischen Sie Ihre Erste-Hilfe-Kenntnisse regelmäßig auf, damit Sie im Notfall wissen, was zu tun ist, denn aus einem Buch wie diesem werden Sie es nicht lernen, egal, wie viele Details zur Ersten Hilfe ich Ihnen hier nenne. Wenn Sie nicht auf Hilfe eines Rettungsdienstes hoffen können, müssen Sie sofort und ohne zu zögern helfen.

Eine regelmäßige Auffrischung der Ersten Hilfe gibt Sicherheit im Notfall. Wenn Sie noch mehr Vorbereitung wollen, dann machen Sie anstatt des üblichen eintägigen Kurses einen größeren Kurs mit mehreren Tagen Training. Wichtig ist, wenn Sie kleine Kinder haben, dass Sie auch die Erste Hilfe am Kind erlernen, das kommt in der Regel nur im großen Kurs dran. Tun Sie sich und Ihrer Familie den Gefallen und lernen Sie die Hilfe im Notfall. Was ich im Rahmen dieses Buches mitgeben kann, sind alternative Hilfsmittel.

1. Einen Bruch kann man mit geraden Ästen schienen, die man mit Bandage oder zur Not mit Panzerband befestigt.

2. Eine Halskrause kann man mit Sockenbündeln, Bandagen und kleinen Ästen improvisieren, es bleibt aber immer ein Restrisiko.

3. Wenn Sie keine andere Wahl haben, dann können Sie Sekundenkleber als Wundverschluss nutzen, und das war es auch schon, was ich Ihnen als Ratschläge mitgeben kann.

4. Achten Sie darauf, sich nicht zu verletzen, die Füße trocken zu halten und nehmen Sie Erkältungen ernst, damit daraus keine Lungenentzündung wird.

5. Haben Sie einen Satz Notfallmedikamente dabei, gehen Sie mit diesen sparsam um. Aspirin gegen Schmerzen und zum Fiebersenken. Brandsalbe und Wundschutzcreme für Stellen, die scheuern. Wundcreme, wie Bepanthen, für kleinere Verletzungen. Kältespray oder Kältekompressen für Verstauchungen und Insektenabwehr.

6. Weiterhin hilfreich sind Kohletabletten gegen Vergiftungen, etwas gegen Durchfall und gegen Übelkeit. Erbrechen und Durchfall sind gefährlich, da sie schnell zur Austrocknung des Körpers führen können. Gerade wenn man eh nicht viel Wasser hat, ist das lebensgefährlich.

7. Um einen Verletzten oder Kranken zu transportieren, können Sie aus Ästen und Stöcken eine Trage flechten. Wenn Sie eine Plane dabei haben, bauen Sie aus stabilen Ästen einen Rahmen und spannen Sie die Plane dazwischen. Ich sage Ihnen jedoch gleich, dass

sich das nur für gut begehbare Strecken eignet. In steilem oder extrem unebenem Gelände kommen Sie mit einer solchen Konstruktion schnell an Ihre Grenzen.

Wenn Sie entsprechend einen Kranken oder Verletzten bei sich haben, ist es besser, eine provisorische Unterkunft zu bauen und dort zu bleiben, bis derjenige wieder selbst gehen kann.

Die wichtigsten heimischen Heilpflanzen und ihre Anwendungsgebiete
Wenn Sie auf der Flucht sind oder sich irgendwo verstecken, kann es vorkommen, dass Sie oder Ihre Kinder krank werden. Umso wichtiger ist es, dass Sie sich selbst mit Medikamenten versorgen können. Natürlich sollten Sie trotzdem einen großen Vorrat an Medikamenten angelegt haben – vor allem für schwerwiegendere Fälle. Aber die Natur hält wirklich viele tolle Heilmittel bereit und ich werde Ihnen zeigen, wo Sie sie finden können und wie Sie aus ihnen wirksame Arzneien herstellen können. Zwar lassen sich fast alle der Heilpflanzen, die ich Ihnen in diesem Kapitel vorstellen werde, relativ unkompliziert in der Natur finden, dennoch habe ich einen Tipp für Sie: Damit Sie jetzt schon den Umgang mit diesen Pflanzen lernen und sich eventuell schon einen Vorrat an selbstgemachten Arzneimitteln herstellen können, wäre es sinnvoll, einige der Pflanzen auf der Fensterbank, auf dem Balkon, der Terrasse oder im Schrebergarten anzubauen. So können Sie jetzt schon die Kraft der Natur für sich nutzen.

Der Spitzwegerich

Spitzwegerich enthält besonders wertvolle Wirkstoffe, die eine entzündungshemmende Wirkung haben. Er ist deshalb ein besonders effektiver Hustenstiller. Zwar schmeckt er nicht besonders lecker, aber zubereitet als Sirup ist er relativ erträglich. Den Spitzwegerich können Sie auf dicht bewachsenen Wiesen, an Wegesrändern und auf Äckern finden. Er blüht zwischen April und September.

So kochen Sie einen Hustensirup aus Spitzwegerich: Kochen Sie eine Handvoll der Blätter des Spitzwegerichs auf und lassen Sie diesen Aufguss ungefähr eine halbe Stunde ziehen. Seihen Sie die Blätter nun ab. Kochen Sie den Sud nun so lange ein, bis die Menge sich halbiert hat. Lassen Sie ihn nun auf 40 Grad herunterkühlen und geben Sie 175 ml Honig hinzu. Verrühren Sie den Sirup und lagern sie ihn kühl in Flaschen. Bei Erkältungssymptomen hilft dreimal am Tag jeweils ein Teelöffel des Sirups. Auch zur Anwendung bei Kindern geeignet.

Der Weißdorn

Weißdorn enthält viele wertvolle Inhaltsstoffe, die Ihr Herz schützen und stärken können. Vor allem bei innerer Unruhe und bei Ängsten, aber auch bei Stress ist der Weißdorn die Heilpflanze Ihrer Wahl. Den Weißdorn können Sie an Waldrändern, in Hecken oder am Wegesrand finden. Sie können die Blüten des Weißdorns zwischen Mai und Juli und die Beeren bis September pflücken.

So bereiten Sie einen beruhigenden Weißdorn-Tee zu: Überbrühen Sie 2 TL der Blätter und, falls Sie sie haben, auch 2 TL der Blüten mit 200 ml Wasser. Lassen Sie diese Mischung nun für ungefähr zehn Minuten ziehen und seihen Sie sie danach ab. Nehmen Sie nun täglich bis zu drei Tassen des Tees zu sich.

Arnika:

Arnika hilft Ihnen dabei, Schmerzen zu lindern und steife Gelenke wieder auf Vordermann zu bringen. Wenn Sie Arnika suchen, dann am besten an bergigen Standorten mit viel Sonne. Arnika leuchtet so strahlend gelb, dass Sie sie gar nicht verfehlen können. Arnikasalbe ist die beste Anwendungsform der Heilpflanze. So stellen Sie eine hochwirksame Arnikasalbe her:

Zerkleinern Sie eine Tasse getrockneter Arnikablüten und geben Sie sie in ein Schraubglas. Schmelzen Sie nun zwei Tassen Kokosöl und geben Sie es noch heiß über die Blüten. Lassen Sie diese Mischung nun ungefähr 14 Tage stehen und schütteln Sie sie einmal am Tag durch. Erhitzen Sie die Mischung nun vorsichtig im Wasserbad und filtern Sie den Sud durch einen Kaffeefilter. Geben Sie nun eine halbe Tasse Bienenwachs hinzu und verrühren Sie es bei leichter Hitze so lange, bis sich eine cremige Masse gebildet hat.

Die Ringelblume

Die Ringelblume wird häufig auch Calendula genannt. Sie kann Ihnen sehr zuverlässig bei Hautproblemen helfen. Wenn Sie Ekzeme, Narben oder wunde Stellen auf der Haut behandeln wollen, kann die Ringelblume Ihnen als Öl helfen. Wie Sie dieses Öl herstellen können, erkläre ich Ihnen gleich. Sie finden die Ringelblume entweder in freier Wildbahn an sonnigen Plätzen oder können sie sehr unkompliziert in Ihrem Garten oder auf dem Balkon anbauen.

So stellen Sie ein Ringelblumenöl her: Füllen Sie ein Schraubglas bis zur Hälfte mit frischen Ringelblumenblüten. Gießen Sie die Blüten dann mit Olivenöl auf. Lassen Sie das Glas nun drei Wochen ziehen und schütteln Sie es regelmäßig durch. Wenn die drei Wochen um sind, können Sie die Mischung durch Küchenrolle filtern und in kleine Fläschchen füllen. Ich hoffe sehr, dass Ihnen diese Rezepte und Anleitungen weitergeholfen haben. Natürlich sind die Kräfte der Naturheilkunde im Vergleich zur modernen Medizin etwas schwächer. Aber einige kleinere Verletzungen oder Beschwerden lassen sich so doch relativ gut beheben.

Checklisten

HAUS ODER WOHNUNG:

1. Vorrat für mindestens 14 Tage, besser 2 Monate
2. Ausreichend Wasser oder Strategie, mit der man Wasser gewinnen kann
3. Eventuell Wasserfilter
4. CO- und CO_2-Warner
5. Katalytofen entweder mit Petroleum oder Gas mit CO-Messung und automatischer Abschaltung
6. Genug Brennstoff
7. Kurbelradio
8. Kerzen
9. Taschenlampen, mit Kurbel oder Solar, alternativ: viele Batterien
10. Solarpanel zum Laden von Akkus, Handy, Betreiben des Radios oder kleinere Verbraucher
11. Landkarten und Stadtkarten
12. Bedarfsmedikamente auf Vorrat (Aspirin, Paracetamol, Bepanthen usw.)
13. Eigenmedikamente auf Vorrat
14. Bestimmungsbücher
15. Samen und Möglichkeiten für den Gemüseanbau außen oder innen (Vertikalgarten)

FÜR EINE FLUCHT MIT EINEM AUTO

1. Motoröl
2. Benzinkanister
3. Schnell zu verladende Vorratsbehälter
4. Fluchtrucksäcke
5. Wagenheber

6. Ersatzrad oder alternativ das Notfall-Spray zum Abdichten (hält nicht lange)

Haben Sie immer Wasser und einen kleinen Nahrungsvorrat wie Müsliriegel, Pemmikan und Ähnliches dauerhaft im Auto, falls Sie Ihre Vorräte nicht mehr einladen können, haben Sie so eine Notreserve.

FÜR EINE FLUCHT ZU FUß

1. Gepackter Rucksack
2. Karte
3. Sehr gute Schuhe und Socken mit Verstärkungen
4. Blasenpflaster
5. Geeignete Kleidung
6. Regenschutz
7. Ja, der Rucksack sollte immer überwiegend gepackt bereitstehen. Nur die Papiere sollten noch hinzugefügt werden.
8. Was noch so in den Rucksack gehört, sehen Sie in folgender Packliste.

PACKLISTE FÜR DEN RUCKSACK

Es ist sinnvoll, immer einen Rucksack bereitzuhalten, falls man mal schnell das Haus oder die Wohnung verlassen muss.

Das muss gar nicht der große Crash sein, es kann sich auch um einen Brand handeln oder eine Bombenentschärfung in der Nähe. Aber auch Erdbeben, auch wenn diese hier selten sind, oder eben Überflutungen können ein schnelles Verlassen des Hauses oder der Wohnung notwendig machen. Da ist es sinnvoll, wenn man einen fertig gepackten Rucksack mit allem Notwendigen bereitstehen hat, anstatt dann hektisch durch die Wohnung zu rennen, seinen Kram zusammenzusuchen und vielleicht das eine oder andere wichtige zu vergessen, ein solcher Rucksack sollte für jede Person des Haushalts bereitstehen.

In die Kinderrucksäcke kommt natürlich weniger rein, dafür aber halt spezielle Dinge für Kinder, wie Kleidung, Stofftier, vielleicht was zum Spielen und kleine Leckereien, um den Kindern die Flucht aus der vertrauten Umgebung zu versüßen.

Der Rucksack selbst

Nehmen Sie einen stabilen Rucksack, der zum Wandern geeignet ist. Er sollte gepolsterte Gurte und einen gepolsterten Rücken haben. Auch sollte es einen Brust- und Beckengurt geben. Diese Gurte helfen, das Gewicht des Rucksacks etwas aufzuteilen und damit die Schultern zu entlasten. Der Rucksack sollte ein großes Hauptfach haben sowie zwei Seitentaschen. Eine zusätzliche hintere Tasche ist optional, außerdem sollte es ein Fach geben, das nicht so einfach erreichbar ist, etwa auf der Rückenseite oder im Hauptfach.

Dort kommen wichtige Papiere, Geld und Co. hinein, damit diese nicht so einfach geklaut werden können. Außerdem sollte der Rucksack über zusätzliche Außengurte verfügen, um sperrige Dinge wie etwa Zelt, Isomatte oder Ähnliches dranhängen zu können. Die Größe des Hauptrucksacks sollte 65 Liter betragen. Für Kinder reicht dann in der Regel ein 25-l-Rucksack aus.

Regenschutz

Rucksäcke sind in der Regel wasserdicht, doch bei Starkregen kann er vor allem an Reißverschlüssen und Nähten dennoch undicht werden. Deswegen empfiehlt es sich, einen Extra-Regenschutz für den Rucksack zu haben. Dieser sollte große genug sein, um eventuell angebrachte Isomatten und Co. ebenfalls zu schützen. In der Regel handelt es sich um eine Plane, die über den Rucksack gestülpt und mit Gummizug oder einem Band befestigt wird.

Systematisches Packen

Um sicherzugehen, dass Sie alles haben, macht es Sinn, sich Packbeutel zu besorgen und zu beschriften.

Es haben sich 5 Beutel bewährt; je einer für:
Hygiene, Verpflegung, Survival, Übernachtung und Dokumente

Zusätzlich kann es Sinn machen, weitere Packbeutel zu nutzen, etwa für Unterwäsche, Wechselkleidung, aber auch Medikamente, wenn man diese benötigt. Anstatt einer Beschriftung kann man auch verschiedenfarbige Beutel wählen. Auf diese Art und Weise hat man kleinere Artikel im Beutel. So können sie nicht irgendwo im Rucksack herumfliegen, sodass man im ganzen Rucksack herumkramen oder ausräumen muss, um zu finden, was man sucht.

Wasserdichte Dokumentenhülle

Ausweise, Geburtsurkunden, Sozialversicherungsnachweis, Versicherungspolicen und andere wichtige Dokumente dürfen nicht abhandenkommen oder kaputtgehen. Entsprechend ist eine wasserdichte Dokumentenhülle ein wichtiges Utensil.

Der Verpflegungsbeutel

Da Sie das Ganze tragen müssen, macht es keinen Sinn, hier Konserven oder Ähnliches hineinzutun. Nehmen Sie getrocknete Lebensmittel, Pemmikan oder selbst gemachte Müsliriegel mit (siehe Rezepte).

Wenn Sie nicht selbst Hand anlegen wollen, können Sie auch BP-5, ein Notnahrungsriegel, oder EPAs, Ein-Mann-Rationen, besorgen. Alternativ: Proteinpulver und Aromen. Ebenfalls gut im Vorrat des Rucksacks sind Nüsse, Kekse, Dosenbrot und trockene Tütengerichte. Die müssen gar nicht von teuren Notvorratsherstellern sein, man kann auch Fertigsuppen, Nudel- und Reisgerichte aus dem normalen Supermarktregal nehmen.

Wasser

Das Wasser ist das wichtigste Gut, das wir haben. Es ist lebensnotwendig. Entsprechend gehört es auch in den Rucksack. Jeder sollte mindestens einen Liter Wasser im Rucksack haben, besser zwei. Dazu kommen Wasserreinigungstabletten und ein kleiner mobiler Filter für unterwegs, damit man, wenn das Wasser aufgebraucht ist und man noch nicht im Bereich sicherer Wasserversorgung ist, zumindest Wasser filtern kann. Die Alternativen zum Filter habe ich oben beschrieben.

Kochen

Egal, ob man was Warmes essen möchte oder Wasser abkochen muss: In den Rucksack gehört eine Kochgelegenheit, und zwar eine, bei der man kein Holz sammeln muss. Je nach Situation und Waldbrandgefahr muss man ein Lagerfeuer gut vorbereiten. Das braucht Zeit und ist unpraktisch, wenn man unterwegs nur mal eine Pause machen und was essen will.

Klein und leicht sind Esbit-Klappkocher mit festen Esbittabletten. Man hat hier eine definierte Brenndauer und kann genau den Bedarf berechnen. Für eine große Tasse Wasser braucht man eine halbe Tablette zum Erhitzen als Faustregel. Zusätzlich zum Esbit brauchen Sie auch ein Feuerzeug oder Streichhölzer, um das Esbit zu entzünden. Streichhölzer können Sie wasserdicht in Filmdosen, kleinen Urinbechern mit Deckeln oder auch in den gelben Ü-Eier-Pillen aufbewahren, sofern sie keine Öffnungen zum Basteln haben …

Ist man mit mehreren unterwegs, kann ein Gaskocher aber sinnvoller sein. Je nach Ausführung bringt er mehr Hitze und Wasser entsprechend schneller zum Kochen. Außerdem brauchen Sie mindestens einen Topf mit Deckel und für jeden ein Besteck. Es empfiehlt sich, Besteck zu wählen, dass man ineinanderschieben kann, damit es zusammenbleibt, etwa Bundeswehrbesteck, oder, wenn einem das zu schwer ist, kann man sich im Outdoorzubehörladen auch extraleichtes Besteck besorgen. Wenn Sie nicht alle aus einem Topf essen wollen, brauchen Sie selbstverständlich auch noch Teller und Becher. Letztere gibt es in einer kompakten Faltfunktion, sodass sie Platz sparen. Sinnvoll ist es vielleicht, Topf, Teller und Tasse in einem Bundle zu besorgen, sodass alles ineinander stapelbar ist, so wird nur einmal der Platz für den Topf verbraucht.

Ein bisschen Geschmack?

Teebeutel, Kaffeeportionsbeutel, Getränkepulver. All diese Dinge geben Mineralien und Geschmack in das Wasser. Vor allem, wenn Sie Wasser destillieren oder Regenwasser zum Trinken sammeln, sollten Sie Geschmack verwenden, um Mineralien hinzuzufügen.

Der Survivalbeutel
Was kommt eigentlich in den Survival-Beutel?

1. Zuerst einmal ein Schweizer Taschenmesser mit vielen Funktionen. So haben Sie Schere, Messer, Schraubendreher, Pinzette, Ahle und vieles mehr in der Tasche. Alternativ wäre auch ein vernünftiges Messer und ein Leatherman-Verschnitt hilfreich.

2. Um Informationen zu erhalten, ist ein Kurbelradio sinnvoll.

3. Notizblock und Stift sind hilfreich, um Notizen zu machen oder Nachrichten zu schreiben.

Die Erste-Hilfe-Tasche

Schauen Sie, dass Sie eine sinnvolle Zusammenstellung haben. Am besten wäre eine Erste-Hilfe-Tasche für das Auto, zusätzlich dazu sollten Haut- und Wunddesinfektionsmittel dabei sein. Eine Zeckenzange oder eine Zeckenkarte ist sehr wichtig, außerdem Mückenstift oder Mückenspray.

Selbstverständlich brauchen Sie **Müllbeutel.** Lassen Sie keinen Müll herumliegen, auch nicht im Notfall. Sie können die Tüten auch als kurzfristige Behälter nutzen, Regenschutz improvisieren oder einen Wasserbehälter basteln. Auch provisorische Gummistiefel kann man kreieren. Sind die Schuhe kaputt und nass, dann Beutel rein und man hat wieder trockene Füße.

Eine Trillerpfeife

Diese ist hilfreich, wenn man Hilfe herbeirufen will, um sich bemerkbar zu machen. Aber auch um eine Gruppe zusammenzurufen, die sich verstreut hat, etwa um Pflanzen zu sammeln oder Wasser zu suchen.

Taschenlampe

Ich glaube, das muss ich nicht begründen. Achten Sie darauf, dass die Batterien nicht in der Lampe auslaufen. Am besten testen Sie immer wieder die Lampe während der Lagerung und kontrollieren das Batteriefach. Selbstverständlich gehören auch zusätzliche Batterien in den Rucksack, für den Fall, dass sie leer geht. Alternativ nehmen Sie eine Kurbellampe. Optional können Sie auch Knicklichter einstecken. Diese brauchen keinen Strom, sind nach dem Leuchten aber Müll.

Seil ...

... ist auch wichtig, am besten stabiles Paracord oder anderes sehr stabiles Seil. Sie brauchen es, um Zelte oder Planen abzuspannen oder sich abzuseilen.

Nylonschnur und ein Angelhaken ...

... sind des Weiteren sinnvoll, damit man eventuell auch Fische fangen kann. Achtung: Nur in Notfällen, ansonsten braucht man einen Angelschein.

Panzerband ...

... ist ein sehr wichtiges Utensil. Man kann damit Planen flicken, Sachen verbinden und so weiter.

Übernachtungstasche

Gut wäre, wenn Sie ein Zelt dabeihaben, die gibt es in ultraleicht. Diese sind nicht billig, entsprechend kann man alternativ Not-Zelte einpacken und dazu leichte Planen. Die wiegen nur wenige Gramm und so kann ein kleines Not-Zelt in jeden Rucksack.

Schlafsack

Auch hier sind gute Schlafsäcke sinnvoll, aber wenn Sie keinen haben oder nicht so viel mitnehmen können, weil dieser zu groß ist, gibt es auch in diesem Bereich einen Notfallschlafsack, der extrem klein und leicht gepackt ist.

Isomatte

Diese ist sinnvoll, um von unten ein wenig gegen Kälte geschützt zu sein. Alternativ dazu kann man sein Lager mit trockenem Laub und Stroh gestalten, aber das hat man ja nicht immer zur Verfügung. Die Kälte von unten ist oft schlimmer als die sonstige Kälte. Vor allem die Nieren und die Blase leiden schnell, wenn es von unten zu kalt wird. Entsprechend sollte eine Isomatte immer drin sein und sei sie auch noch so dünn. In Bundeswehrshops findet man manchmal gefaltete Isomatten, die sind relativ klein, aber besser als nichts

Mütze und Schal

Wenn Sie statt eines richtigen Zelts und Schlafsacks die leichten Notvarianten im Rucksack mitführen, sollten Sie zusätzlich Mütze und Schal für die Nacht einstecken. Wir verlieren sehr viel Wärme über den Kopf, das sollte vermieden werden.

Hygienebeutel

1. Sie brauchen **Zahnbürste, Zahnpasta, Toilettenpapier** und so weiter.

2. Wichtig: Ein großes **Handtuch** nimmt viel Platz weg, Sie sollten lieber ein kleines Mikrofaserhandtuch besorgen. Diese sind extrem leicht und trocknen sehr schnell.

3. Nehmen Sie statt flüssiger Seife lieber **Seifenstücke.** Diese sind kompakt, können nicht aus Versehen auslaufen und halten in der Regel länger als das flüssige Äquivalent.

4. **Klappspaten**, ja, Sie können den auch in das Survivalbag tun, aber er ist in erster Linie für Ihre Hygiene gedacht. Wenn Sie groß müssen, verbuddeln Sie Ihre Exkremente. Am besten erst ein Loch graben und dann ... und danach gleich zuschaufeln.

5. Man kann die Zahnpflege auch mit speziellen Kaugummis oder Kautabletten durchführen. Ich würde sie aber nur als zusätzliche Option mitnehmen.

6. **Feuchttücher** sind für leichte Verschmutzungen sinnvoll, so spart man Wasser.

7. **Einmalhandschuhe.** Diese sollten bereits im Erste-Hilfe-Paket drin sein, tun Sie dennoch auch ins Hygiene-Paket ein paar hinein.

8. **Hygienegel** oder **Desinfektionsmittel** sollten hier auch noch mal drin sein. Denken Sie daran, dass bei vielen Katastrophen-Szenarien Krankheiten umgehen. Entsprechend ist Hygiene wichtig.

9. **Mundschutz** sollte ebenfalls nicht fehlen, egal, welches Szenario.

Hygiene – einige Denkanstöße

Es gibt einige Punkte, über die Sie nachdenken sollten, wenn es um Hygieneprodukte geht. Ich habe Ihnen zwar bereits einige Dinge – wie Feuchttücher oder Einmalhandschuhe – empfohlen, Sie können aber, wenn Sie mögen, auch einen ganz anderen Ansatz verfolgen: Und zwar den, möglichst viele wiederverwendbare Dinge zu benutzen und zu bevorraten. Das ist zwar nicht in allen Situationen die hygienischste Möglichkeit, hat aber den Vorteil, dass Sie keinen Müll hinterlassen, der Sie verraten kann, Sie weniger Platz für Ihre Vorräte benötigen und auch Geld sparen. Denn ein großer Vorrat kann auch ganz schön ins Geld gehen. Hier sind einige Ideen für Produkte, die Sie wiederverwenden können:

- Kochfeste Waschlappen können Sie über dem Lagerfeuer auskochen
- Menstruationstasse ersetzt Tampons und andere Damenhygieneprodukte
- Rasierhobel ersetzt Rasierer und -klingen
- Stoffwindeln ersetzen herkömmliche Windeln
- Statt einer Zahnbürste können Sie auch kleine Zweige verwenden, die die Zähne und Zahnzwischenräume reinigen

Medikamente
Sie sollten einige Grundmedikamente immer dabei haben, zum Beispiel **Kohletabletten** gegen Vergiftung und Durchfall. **Aspirin** gegen Schmerzen und Fieber. Außerdem sollten Sie Bedarfsmedikamente im Rucksack parat haben. Achten Sie dabei immer auch auf das Haltbarkeitsdatum. Rotieren Sie die Medikamente.

Wichtig sind auch **Brand- und Wundsalben sowie Schmerzgele**. Gerade wenn sie es nicht gewohnt sind, lange unterwegs zu sein, können sich Muskelkater und Co. einstellen. Auch wenn man das Kochen auf Feuer nicht gewohnt ist, kann es schnell zu Verbrennungen kommen. Alle Medikamente müssen, wie die Dokumente, absolut wasserdicht verpackt sein. Am besten nehmen Sie einen Zippbeutel und darum noch einen Zippbeutel. Es gibt im Outdoorhandel auch spezielle wasserdichte Taschen für diesen Zweck.

Allgemeine Dinge

Regenponcho

Nichts entzieht dem Körper schneller Wärme als nasse Kleidung, entsprechend sollte unbedingt ein Regenschutz vorhanden sein. Wenn Sie keine entsprechend gute Jacke haben, kann man auch hier einen klein gepackten Regenponcho mitnehmen. Den packt man am besten immer in eine der äußeren kleinen Taschen am Rucksack, damit man im Fall der Fälle schnell dran kommt.

Wechselsachen

Achten Sie darauf, dass sich das Wetter unterwegs auch immer ändern kann. Gerade wenn Sie nicht zu einem sicheren Ort unterwegs sind, müssen Sie schauen, dass Sie genug Kleidung haben und für alle Eventualitäten gewappnet sind. Ich habe es schon ein paarmal erwähnt, kleiden Sie sich in Zwiebeltechnik. Mehrere Schichten übereinander, so können Sie je nach Temperatur mehr oder weniger Kleidung tragen.

Spielzeug für die Kinder?

Sobald Ihre Kinder alt genug sind, um einen Rucksack zu tragen, tun Sie Spielsachen in deren Rucksäcke. So tragen sie etwas, das ihnen Spaß macht, und das Spielzeug nimmt in Ihrem großen Rucksack keinen Platz weg.

Telekommunikationsmittel

Funkgeräte bzw. Walkie-Talkies sind immer eine gute Idee. Auch ein Kompass wird Ihnen treue Dienste leisten. Und ein batteriebetriebenes Radio kann Ihnen dabei helfen, immer auf dem neuesten Stand zu bleiben.

Darauf sollten Sie beim Packen der Tasche achten

Wenn Sie Ihre Ausrüstung für die Flucht kaufen, sollten Sie einige Dinge im Hinterkopf behalten. Ich zeige Ihnen hier, welche das sind und wie Sie am besten mit ihnen umgehen:

- Kaufen Sie hochwertige Gegenstände!

Achten Sie darauf, möglichst hochwertige Ausrüstungsgegenstände zu kaufen. Hier gilt das Prinzip: „Wer billig kauft, kauft zweimal". Wenn Sie hier sparen, kann sich das nicht nur auf Ihren Komfort auswirken, sondern eventuell Ihr Überleben in Gefahr bringen. Natürlich ist es nicht so, dass jeder teure Gegenstand direkt besser ist als ein ähnliches Produkt in günstig, aber bei vielen sehr günstigen Produkten wird eben doch an der Qualität gespart.

- Testen Sie vorher alles aus!

Wenn Sie sich Ihre Ausrüstung zusammenstellen, lohnt es sich, vorher alles auf Herz und Nieren zu prüfen und auszutesten. Wie kommen Sie mit den verschiedenen Produkten zurecht? Gibt es vielleicht Alternativen, mit denen Sie noch besser zurechtkommen? Seien Sie offen für alles.

- Überprüfen Sie regelmäßig die Funktionalität!

Wenn Sie Ihre Ausrüstung erst einmal zusammengestellt haben, kann es sein, dass sie über einige Jahre „in der Ecke steht" und nicht benötigt wird. Natürlich ist jedes Jahr, in dem Sie die Ausrüstung nicht benötigen, ein gutes Jahr. Aber wenn die Ausrüstung über einen längeren Zeitraum besteht, sollten Sie sie ungefähr einmal im Jahr überprüfen. Funktionieren technische Geräte noch? Sind Karten auf dem neuesten Stand? Sind funktionierende Batterien dabei? Sind Lebensmittel noch haltbar? So haben Sie die beruhigende Gewissheit, immer perfekt vorbereitet zu sein.

• Haben Sie eine Notausrüstung an verschiedenen Orten vorbereitet?

Dieser Tipp wirkt vielleicht etwas übertrieben, liegt mir aber wirklich am Herzen. Es gibt Situationen, in denen Sie nicht mehr in Ihre Wohnung können, aber dennoch fliehen müssen. Oder Sie sind an einem völlig anderen Ort als sonst und können nicht an Ihre Notausrüstung herankommen. Ich empfehle deshalb, eine Basisausstattung an verschiedenen Orten zu lagern. Haben Sie am besten einen Rucksack am Arbeitsplatz, einen bei Verwandten und einen im Auto. So sind Sie flexibel und gehen auf Nummer sicher. Aber: Vor allem am Arbeitsplatz sollten Sie sich diskret verhalten. Viele Menschen verstehen nicht, wieso Prepping und Survival wichtig sind. Sie sollten keine Zeit damit verschwenden, es diesen Menschen recht machen zu wollen und mit ihnen zu diskutieren.

• Achten Sie darauf, dass die Ausrüstung verschiedene Funktionen erfüllen kann!

Um Ihre Ausrüstung möglichst leicht und überschaubar zu halten, sollten Sie darauf achten, Gegenstände zu verwenden, die verschiedene Einsatzmöglichkeiten haben. Ein Messer, das auch als Axt verwendet werden kann oder Kleidung, die verschiedene Funktionen hat, zum Beispiel eine Jacke mit integrierten Handschuhen und Kapuze – so sparen Sie sich das zusätzliche Gewicht von Mütze und Handschuhen.

• Fragen Sie sich bitte bei jedem Gegenstand, ob Sie ihn wirklich benötigen!

Viele Menschen neigen dazu, mehr Dinge einzupacken, als sie wirklich benötigen. Nicht nur dann, wenn es ums Überleben geht, sondern auch in Situationen wie beispielsweise im Urlaub. Man möchte dann für jede Eventualität vorbereitet sein. Das bremst aber nur aus, führt zu unnötig hohem Gewicht und jeder Menge Sachen, die Platz benötigen. Fragen Sie sich deshalb bei jedem Gegenstand, ob Sie ihn wirklich benötigen. Brauchen Sie den Wasserfilter wirklich? Oder können Sie auch einfach selbst einen herstellen? Brauchen Sie das Zelt wirklich? Oder reicht Ihnen ein selbst gebauter Unterschlupf?

Betrachten Sie diese Punkte als eine Art Gedankenanstoß. Einige der Tipps werden Ihnen gefallen – andere hingegen nicht. Setzen Sie das in die Tat um, was Ihnen zusagt.

Selbstverteidigung – Warum sie wichtig ist und was Sie beachten sollten

Wir sind es gewohnt, dass wir uns jederzeit darauf verlassen können, Hilfe zu bekommen, wenn wir sie benötigen. Wenn uns jemand etwas antun möchte, reicht ein kurzer Anruf bei der Polizei und uns wird geholfen.

Recht und Ordnung werden von der Polizei und im Zweifelsfall auch von der Bundeswehr durchgesetzt. Die öffentliche Ordnung ist aber ein absolutes Luxusgut. Die Schicht der Zivilisation ist dünner, als häufig angenommen wird. In einer existenziellen Krise wird die öffentliche Ordnung schneller in sich zusammenfallen, als viele Menschen sich das vorstellen können.

Deswegen sollten Sie in der Lage sein, sich selbst und auch Ihre Familie zu verteidigen. In Krisensituationen hat sich schon sehr oft gezeigt, dass Menschen in Ausnahmesituationen sehr egoistisch handeln und sich jeder selbst der Nächste ist. Deswegen ist Selbstverteidigung unverzichtbar.

In diesem Kapitel werde ich Ihnen die besten Tipps und Strategien zur Selbstverteidigung vorstellen. Ich gebe mein Bestes, um Ihnen alles so detailliert und anschaulich wie möglich erklären zu können. Dennoch ersetzt kein theoretisches Wissen die praktische Übung, wenn es um Selbstverteidigung geht.

Ich empfehle Ihnen also definitiv, zusätzlich noch einen Selbstverteidigungskurs zu buchen. Das kostet auch nicht viel, macht aber sehr viel Spaß und Sie können dort auf Gleichgesinnte treffen. Belassen Sie es aber bitte nicht bei einem Kurs, sondern frischen Sie Ihr Wissen bitte regelmäßig auf. So erhalten Sie sich eine gewisse Routine und sind auf der sicheren Seite. Aber beginnen wir nun mit den wichtigsten Grundlagen der Selbstverteidigung, die Sie unbedingt verinnerlichen sollten:

- Seien Sie aufmerksam!

Der erste – und wahrscheinlich wichtigste – Schritt zu einer gelungenen Selbstverteidigung ist definitiv die Gefahrenerkennung. Wenn Sie merken, dass Sie beobachtet werden oder sich aus irgendeinem Grund heraus unwohl fühlen, sollten Sie das ernst nehmen und so direkt vermeiden, dass eine Gefahrensituation überhaupt erst entstehen kann. Wenn Sie einen kühlen Kopf bewahren und die Gefahr im Voraus beheben oder fliehen können, ist das viel besser, als eine Situation eskalieren zu lassen und sich dann verteidigen zu müssen. Gehen Sie deshalb bitte immer mit wachsamen Augen durch die Welt und verlassen Sie sich auf Ihr Gefühl, wenn Ihnen Ihre Intuition sagt, dass etwas nicht stimmt.

- Seien Sie selbstbewusst!

Dieser Tipp ist ebenfalls eher zur Prävention und Vorbeugung geeignet. Denn: Damit Sie in vielen Situationen vermeiden können, überhaupt erst angegriffen zu werden, sollten Sie daran arbeiten, möglichst selbstbewusst aufzutreten. Auf diese Weise schrecken Sie andere Menschen ab und signalisieren ihnen, dass sie sich mit Ihnen besser gar nicht erst anlegen sollten. Damit Sie möglichst viel Selbstbewusstsein ausstrahlen können, sollten Sie aufrecht und hüftbreit stehen und Ihre Schultern nach hinten nehmen. Blicken Sie dabei selbstbewusst nach vorne und halten Sie Ihre Arme und Hände vor dem Körper.

- Entdecken Sie die Schwachstellen Ihres Gegners und nutzen Sie sie!

Sollte es trotz aller vorbeugenden Maßnahmen dennoch zu einem körperlichen Angriff kommen, sollten Sie direkt die empfindlichen Stellen Ihres Gegners in den Fokus nehmen. Das sind in erster Linie die Augen, der Kehlkopf, der Bauch und auch die Genitalien. Vergessen Sie dabei jedoch bitte nicht, Ihre Hände schützend vor Ihren Kopf zu halten. Wenn Sie sich in die Schrittstellung begeben, ist Ihr Halt am besten. So sinkt das Risiko, das Gleichgewicht zu verlieren, wenn Sie Ihren Gegner schubsen. Schlagen Sie wenn möglich immer mit der flachen Hand zu. Denn wer mit der geballten Faust zuschlägt, riskiert Verletzungen am eigenen Körper.

- Nutzen Sie Hilfsmittel!

Sie können sich noch besser verteidigen, wenn Sie Hilfsmittel wie Schlüssel oder Regenschirme zur Hand nehmen. Auch eine stabile Taschenlampe eignet sich gut, um Gegner abzuwehren. Die Klassiker Pfefferspray und Messer sollten Sie auch nicht vernachlässigen. Natürlich könnten Sie auch „richtige" Waffen verwenden, ich möchte Sie jedoch nicht zu etwas Illegalem anstiften.

- Am sinnvollsten ist die Flucht!

Da Sie wahrscheinlich keine Ausbildung im Nahkampf haben, ist es am sichersten, den Gegner nicht k. o. schlagen zu wollen. Besser ist es, wenn Ihr Ziel ist, zu fliehen. Sie sollten anstreben, Ihren Gegner für kurze Zeit außer Gefecht zu setzen und sich einen ausreichend langen Zeitraum für die Flucht zu verschaffen.

Die K.-o.-Punkte Ihres Gegners

Jetzt kommen wir auch schon zu den ganz konkreten Tipps für Ihre Selbstverteidigung. Generell ist es am sinnvollsten, wenn Sie im ersten Schritt der Selbstverteidigung die sogenannten K.-o.-Punkte Ihres Gegners anvisieren. Diese Punkte sind Stellen und Bereiche am Körper, an denen Sie schon mit einem einfachen Schlag starke Schmerzen auslösen können.

- Die Augen: Die Augen sind ein sehr empfindliches Körperteil. Wenn Sie Ihrem Gegner mit dem Zeigefinger in die Augen stechen, ist das für ihn sehr schmerzhaft und kann ihm für einige Zeit die Sicht rauben. Diesen Moment können Sie dann für Ihre Flucht nutzen.

- Die Nase: Wenn Sie mit Ihrem Handballen von unten gegen die Nase Ihres Angreifers schlagen, führt das bei ihm zu besonders starken Schmerzen. Außerdem schießen dadurch wie automatisch Tränen in seine Augen, was ihm ebenfalls die Sicht erschwert und Ihnen die Flucht ermöglichen kann.

- Der Solarplexus: Als Solarplexus wird die obere Bauchregion des Menschen bezeichnet. Wenn Sie Ihrem Angreifer einmal kräftig dorthin schlagen, wird er einige Zeit lang nach Atem ringen und bei einem ausreichend kräftigen Schlag für einige Zeit in sich zusammenfallen.

• Die Genitalien: Egal, ob Ihr Angreifer Mann oder Frau ist, ein Schlag oder gezielter Tritt in diese Region wird ihn oder sie garantiert für einige Zeit außer Gefecht setzen und Ihnen die Flucht ermöglichen.

• Das Schienbein: Wenn Sie Ihrem Gegner gegen sein Schienbein treten, knickt er weg und wird durch seine großen Schmerzen einige Momente außer Gefecht gesetzt sein.

Weitere Techniken und Kniffe für Ihre Selbstverteidigung:

• Der Faustkantenschlag: Bei dieser Technik müssen Sie aufpassen. Wenn Sie sie nämlich nicht richtig beherrschen, können Sie sich bei einem Schlag mit Ihrer Faust leicht selbst aus Versehen Ihr Handgelenk brechen. Deshalb sollten Sie als Laie lieber mit der flachen Hand oder Ihrem Handballen zuschlagen. Wenn Sie einen rasch durchgeführten Handkantenschlag gegen den Hals Ihres Gegners ausführen, schneidet ihm das für einige Zeit die Luft ab.

• Den Adamsapfel mit dem Finger angreifen: Wenn Sie Ihren Gegner mit den Fingern direkt unterhalb des Adamsapfels angreifen und dort zustechen, ist das besonders wirksam.

• Im Nahkampf funktioniert kratzen, beißen und kneifen auch ganz besonders gut.

Eine Runde für den Vorrat

Ich hatte ja schon geschrieben, was die Bundesregierung als stationären Vorrat empfiehlt und auch, was ich davon halte. Hier möchte ich Ihnen Methoden und ein paar Rezepte an die Hand geben, mit denen Sie Ihren Vorrat aufbauen können, indem Sie auch Angebote an Frischware nutzen.

Kaufen Sie saisonal, das ist günstiger. Besser noch: Kaufen Sie saisonal in Bioqualität von Bauern und Gärtnern in Ihrer Umgebung. Pimpen Sie Ihre Vorräte mit selbst angebautem Obst und Gemüse. Folgende Methoden eignen sich für das Haltbarmachen von Nahrungsmitteln:

Einkochen, Dörren und Fermentieren

Unsere Großeltern haben das noch regelmäßig gemacht, um das ganze Jahr über genug Lebensmittel zu haben. Heute in unserer Überflussgesellschaft sind diese Künste in Vergessenheit geraten und werden nur noch von wenigen praktiziert. Vor allem die Landbevölkerung frönt noch der Kunst des Haltbarmachens. Reihen Sie sich nun in die Reihen ein und üben Sie sich in der Kunst des Haltbarmachens.

Aktuell geht es dabei natürlich um den Aufbau eines Vorrates, den man stationär oder auch mobil mit sich führen kann. Doch auf lange Sicht, wenn es mal zu einer Katastrophe kommen sollte, die Ihre Survivalkünste erfordert, dann werden Sie auch wieder auf Möglichkeiten angewiesen sein, sich ohne Supermarkt das ganze Jahr zu versorgen. Eine Kunst, die nur funktioniert, wenn man weiß, wie man Lebensmittel bis ins nächste Jahr zur nächsten Ernte oder Sammelmöglichkeit rettet. Also erst einmal ein paar allgemeine Informationen zu diesen Techniken:

EINKOCHEN

Definition: Wärmeeinwirkung zwischen 75 und 100 °C auf Nahrungsmittel in geschlossenem Gefäß.

Beim Einkochen werden Lebensmittel sortenrein oder auch als fertiges Gericht in Gläser gefüllt und anschließend in einem Einkochtopf oder im Backofen bei Temperaturen zwischen 75 und 100 °C für bis zu 120 Minuten erhitzt. Dadurch werden Mikroorganismen teilweise oder ganz abgetötet und auch die eigene Enzymaktivität des Lebensmittels reduziert. Während des Einkochens entsteht im Glas oder auch in der Konserve Dampf. Dieser kann nach außen drücken und verhindert, dass Wasser aus dem

Einkochtopf eindringen kann. Beim Abkühlen entsteht ein Unterdruck, der den Deckel fest auf das Glas zieht.

Achtung: Verwechseln Sie das Einkochen nicht mit dem Marmeladekochen. Marmelade wird in der Regel mit viel Zucker gekocht und einfach nur heiß abgefüllt. Auch hier entsteht durch das Abkühlen ein Unterdruck im Glas, doch der eigentliche Grund für die Haltbarkeit ist der hohe Zuckergehalt. Wichtig zu wissen, wenn man mit dem Einkochen anfängt:

1. Fertige Mahlzeiten dürfen kein Mehl oder Milchprodukte enthalten.
2. Diese gibt man dann erst kurz vor dem Verzehr an das Essen, wenn es nötig ist.
3. Einkochtemperatur und Einkochzeit.
4. Es ist ein Unterschied, ob man im Backofen oder im Einkochtopf einkocht und bei letzterem hat man auch noch die Wahl zwischen einem einfachen Topf und einem Einkochautomaten.

Der Vorteil des Einkochtopfes ist: Er funktioniert auch ohne Strom auf einem Holz- oder Gasherd. Er besteht wirklich nur aus einem großen Topf mit Deckel, in dem ein Loch ist. Das Loch ist für das dazugehörige Thermometer, um die Temperatur im Auge behalten zu können. Außerdem gehört noch ein Gitter dazu, das zwischen Topfboden und Gläsern für ein bisschen Abstand sorgt. Ohne würden sich unter den Gläsern heiße Gase sammeln, die bei ihrem Entweichen für Vibrationen sorgen. Dadurch könnten die Gläser beschädigt werden.

Einkochen im Backofen:

Hier brauchen Sie Geduld und können zu Beginn das Einkochen nicht unbeaufsichtigt lassen. Beobachten Sie die Gläser genau, denn ihre Einkochzeit startet erst, wenn die ersten Bläschen aufsteigen.

Einkochen von Obst

Bei 75 bis 90 °C: Ab Bläschenbildung wird der Ofen abgeschaltet und die Restwärme genutzt.

Einkochen von Gemüse

Bei 175 °C: weiches Gemüse wie Gurken, Tomaten und Zucchini. Wird ab Bläschenbildung abgeschaltet und zum Einkochen wird die Restwärme genutzt. Anderes Gemüse wird je nach Härte zwischen 60 und 90 Minuten bei der eingestellten Temperatur im Ofen belassen und dann mit der Restwärme fertig eingekocht.

Einkochen von Fleisch

Vorgebratenes Fleisch (Rouladen, Schweinebraten und Ähnliches) wird ab Bläschenbildung 75 Minuten bei 175 °C eingekocht. Ungekochtes Fleisch muss hingegen mindestens 120 Minuten einkochen.

Einkochen im Wasserbad oder Einkochautomat:

Beim Einkochen im Wasserbad sollte man auf die Temperatur achten. Es ist einfacher, einen Einkochautomaten zu verwenden, da dieser von sich aus die Temperatur regelt und im korrekten Bereich hält.

Obst

Um Nährstoffe zu erhalten, sollte Obst nie über 90 °C eingekocht werden. Dauer: 30 Minuten.

Gemüse

Hier kommt es wieder auf die Härte des Gemüses an. Die Temperatur beträgt 100 °C. Gurken und Tomaten werden maximal 30 Minuten eingekocht, wenn man noch etwas Struktur erhalten will. Alle andere Gemüsesorten vertragen durchaus 90 bis 120 Minuten.

Fleisch

Wir unterscheiden wieder: Angebratenes Fleisch kocht man bei 100 °C 75 Minuten ein. Ungekochtes Fleisch muss hingegen mindestens 120 Minuten einkochen.

Gerade wenn man Kinder hat, empfiehlt es sich, das Lieblingsessen für den Vorrat einzukochen. Das versüßt jede Katastrophe. Aber es ist auch hilfreich, wenn man mal keine Zeit für ein aufwendiges Essen hat. Dann macht mal schnell ein Glas auf, erwärmt das Ganze und man hat mit wenig Aufwand ein leckeres Gericht, ohne die ganzen industriellen Zusätze.

Sonderfall: Backen im Glas
Ja, man kann auch im Glas backen und das ist wie Eingekochtes lange haltbar. Hier sind dann natürlich auch Mehl und Milchprodukte erlaubt. Aber bitte die Methoden nicht mischen.

Allgemeines zum Backen im Glas

Gebacken werden kann „fast“ jedes beliebige Rezept!

Gläser: Für Brot und Kuchen im Glas empfiehlt es sich, ein gerades Einmachglas (Sturzglas) zu verwenden, da diese leichter zu stürzen sind. Die sauberen Gläser gut mit Butter, Öl, Backspray einfetten und mit Grieß oder Semmelbrösel bestäuben, dann wird das Stürzen einfacher. Lassen Sie dabei zum Rand ca. 2 cm frei.

1. Füllen Sie den Teig maximal bis zur Hälfte des Glases, denken Sie daran, dass das Ganze noch beim Backen aufgeht.

2. Gehen Sie ganz normal wie im Rezept vor, achten Sie aber auf die Backfarbe, da sie ja einzelne kleinere Portionen haben und nicht nur ein Brot oder einen Kuchen.

3. Aber auch wenn das mit dem Stürzen mal nicht klappt, gerade Kuchen kann man auch prima aus dem Glas löffeln.

Wie kriegt man das haltbar?

1. Ist die gewünschte Farbe erreicht, verschließen Sie das noch heiße Glas und stellen es zurück in den Backofen, wo es langsam auskühlen soll.

2. Ist etwas Teig übergelaufen, dann schneiden Sie zu hoch stehenden Teig ab und reinigen Sie den Rand gut, damit der Deckel ordentlich sitzt.

Achtung: Die Gläser sind natürlich extrem heiß. Benutzen Sie geeignete Handschuhe oder Hilfsmittel zum Verschließen. Wer zusätzlich einkochen will, kann es dann nach dem Abkühlen tun. Es ist aber nicht unbedingt nötig.

Haltbarkeit: Kuchen als einfacher Rührkuchen circa 6 Monate ohne zusätzliches Einkochen.

Kuchen, der mit Obst oder Milchprodukten hergestellt wird, ist aufgrund der Feuchtigkeit in der Regel 3 Monate haltbar. Hier ist ein zusätzliches Einkochen von Vorteil.

DÖRREN

Dörren bedeutet, dass dem Lebensmittel Wasser entzogen wird. Ohne Wasser können Mikroorganismen nicht beziehungsweise schlecht wachsen.

Gemüse und Früchte sollten zum Dörren reif sein. Im Idealfall wird es erntefrisch verarbeitet, hat keine Druckstellen und vor allem keinen Schädlingsbefall. Aber auch wenn gerade Äpfel kleine Stellen haben, schneidet man diese weg und kann den Rest trotzdem dörren. Schneiden Sie Obst, Gemüse oder Fleisch in gleichmäßig dicke Stücke, das macht es einfacher, weil dann alle Stücke gleichmäßig trocknen. Sind die Stücke zu unterschiedlich, müssen Sie gut kontrollieren: das, was schon fertig ist, herausnehmen und anderes länger im Trockenprozess belassen. Achten Sie darauf, egal, ob sie in der Sonne trocknen oder in einem Dörrapparat, dass nichts übereinanderliegt und die einzelnen Stücke Abstand zueinander haben, sodass überall Luft zirkulieren kann.

Möglichkeiten des Dörrens:

1. An der Luft

In warmen Sommern kann man Kräuter, Beeren, Pilzscheiben und dünne Apfelringe auf dem heißen Dachboden trocknen. Das Erntegut wird auf Schnüre gefädelt, gebündelt und kopfüber aufgehängt oder auf Gittern ausgebreitet oder vor Regen geschützt in der Sonne an der frischen Luft.

2. Auf der Heizung oder über dem Holzofen

In der Heizperiode lassen sich die aufgefädelten Früchte und Gemüse auch über dem Ofen oder der Heizung trocknen. Sie sollten dabei im warmen Luftstrom hängen.

3. Dörrgerät

Mit einem elektrischen Dörrgerät lassen sich alle Gemüse- und Obstarten mit genau einstellbarer Temperatur schonend trocknen. Diese Geräte haben in der Regel auch eine Zeitschaltuhr, die dann an die Kontrolle erinnert. Eines muss klar sein, Dörren ist kein Garen! Obst, Gemüse und Fleisch bleiben roh, ihnen wird nur Flüssigkeit entzogen, wodurch sie haltbar werden.

Alles, was roh giftig ist, ist auch gedörrt/getrocknet giftig!

Der Vorteil ist aber, dass sie im Verbrauch, also bei Zugabe von heißem Wasser, schneller gar werden, als würde man die rohen Zutaten verwenden. Ein gutes Beispiel sind etwa Kartoffeln, deren Kochzeit sich extrem reduziert.

Bohnen

Bohnen sind nur gegart genießbar, sie dürfen nicht roh verzehrt werden. Bohnen enthalten giftige Substanzen (Blausäure, Phasin). Diese werden erst durch ausreichendes

Kochen zerstört. Möchten Sie sie später ungekocht verzehren, sollten Sie sie entsprechend vor dem Dörren blanchieren. Wenn Sie vorhaben, sie ausschließlich in Eintöpfen oder Ähnlichem zu verarbeiten, entfällt das Blanchieren.

Kartoffeln

Rohe Kartoffeln enthalten (weil Nachtschattengewächse) Solanin, welches giftig ist. Wenn Sie Kartoffeln dörren, schneiden Sie sie vorher in dünne Scheiben. Kurz ankochen und mit Küchenpapier trocken tupfen, ehe Sie sie dörren.

Rohkost-Qualität

Wer Wert auf eine Rohkost-Qualität legt, sollte nicht über 42 °C in einem Dörrgerät/Backofen trocknen.

Trockenzeiten

Es gibt hier nicht wie beim Einkochen feste Zeiten und Zahlen. Es ist Ihre Aufgabe, regelmäßig den Dörrgrad zu kontrollieren und den geeigneten Trocknungsgrad festzulegen.

Viele mögen es, wenn Obst zum Knabbern eine gewisse Restfeuchte hat, das Gemüse für Brühen o. Ä. sollte hingegen sehr trocken sein, damit es vermahlen werden kann. Dörren ist eine langwierige Angelegenheit, je nach Dörrgut und gewünschtem Trocknungsgrad sind Trockenzeiten zwischen 6 und 18 Stunden normal.

Ich habe eine kleine Faustregel für Sie: Wenn Sie das Dörrgut zwischen zwei Fingern drücken, darf kein Saft mehr austreten. Äpfel, Birnen, Aprikosen, Pfirsiche, Quitten, Zwetschgen und Tomaten fühlen sich in der Regel gedörrt biegsam und ledrig bis weich an. Erbsen, Zwiebeln, Wurzelgemüse, Lauch, Bohnen und andere sind gedörrt dagegen hart, trocken und spröde.

Ausnahmen bestätigen die Regel, denn wir mögen Apfel tatsächlich trocken wie Chips, egal, ob zum Knabbern oder für den Tee. Pflaumen hingegen sollten weich sein.

Aufbewahrung von Dörrgut

Gedörrtes zieht sehr schnell Feuchtigkeit aus der Luft an. Es muss deshalb sofort luftdicht verpackt werden. Dazu eignen sich Gläser mit Schraubdeckel, Gläser mit Bügelverschluss, Gefrierdosen oder auch Einfriertüten, die luftdicht mit Clips verschlossen oder verschweißt sind.

Sonstiges

Obst, das schnell verfärbt, wie z. B. Äpfel oder Birnen sollten Sie vor dem Trocknen in Zitronenwasser (2 Zitronen auf ein Liter Wasser) tauchen/legen, damit sie nicht bräunen.

FERMENTIEREN

Die Fermentation ist mit dem Dörren eine der ältesten Möglichkeiten, Lebensmittel haltbar zu machen.

Jeder kennt Sauerkraut und Bier, beides ist im Endeffekt fermentiert. Aber auch Kefir, Joghurt, Wein, Mixed Pickles und sogar schwarzer Tee sind das Resultat eines Fermentationsprozesses.

Was bedeutet Fermentation?
Bei der Fermentation wird etwas mithilfe von Mikroorganismen haltbar gemacht. Sie verdauen einen Teil sozusagen vor. Der Vorteil an Fermentation ist, dass durch die Bakterien oder Pilze teilweise unverdauliche Bestandteile aufgeschlossen und dem Menschen verfügbar gemacht werden. Außerdem entstehen je nach Art der Fermentation viele Vitamine.

Vor allem Vitamin C, dass nicht nur zur Erkältungszeit, sondern vor allem auch in Notsituationen lebenswichtig ist, kann so dem Körper zugeführt werden. Aber auch die B-Vitamine, die fast nur in tierischen Produkten vorkommen, können durch Mikroorganismen in die Lebensmittel gelangen.

Das ist beim Survival nicht zu verachten, da ein Fehlen von Vitamin C auf Dauer Skorbut verursacht, was lebensgefährlich ist.

Bei der Fermentation können Milchsäurebakterien, wie bei Sauerkraut, oder auch Pilze, etwa bei Schimmelkäse, zum Einsatz kommen. Aber auch die Hefe ist ein Pilz und produziert Bier, Wein sowie nicht alkoholische Lebensmittel. Viele Gemüsesorten bringen die nötigen Bakterien für die Fermentation mit, sie müssen also nicht zugesetzt werden. Selbst Bier könnte man ohne Zusatz von Spezialhefe herstellen, wie früher im Alten Ägypten, wo die Kunst des Bierbrauens seinen Ursprung hat.

Durch das Fermentieren entsteht Säure. Diese ist dafür verantwortlich, dass schädliche Bakterien, die das Lebensmittel verderben lassen würden, abgetötet werden und das fermentierte Gut nicht mehr nachträglich befallen werden kann. Das Milieu ist ihnen schlichtweg zu sauer. Fermentierte Lebensmittel sind wie alle anderen hier vorgestellten ohne Kühlung haltbar.

Und es ist auch nicht schwer. Man braucht nur das Gemüse, etwas Salz und ein Gefäß. In diesem bewahrt man das Fermentationsgut auf, sodass es keinen Kontakt zur Luft hat. Ein Topf, in dem man das Gemüse mit einem Teller abdeckt und dann durch ein zusätzliches Gewicht beschwert, reicht dazu aus.

Besser sind natürlich die traditionellen Steinguttöpfe. Diese haben eine Wasserrinne, in der der Deckel liegt. Durch das Wasser kann Gas austreten, aber kein Sauerstoff hineingelangen. Wegen der Geruchsentwicklung in den ersten drei bis vier Tagen sollten Sie das Gefäß, in dem das Gemüse fermentiert, besser in einem Extraraum aufbewahren, zum Beispiel in einer Küche mit Tür oder einem geheizten Gästezimmer, bis die Fermentation komplett abgeschlossen ist. Die Milchsäurebakterien funktionieren am besten ab 20 °C. Entsprechend sind kalte Keller oder gar der Balkon ungeeignet. Ist die Fermentation abgeschlossen, kann man das Ganze kühl lagern, wenn man möchte.

Das aus Weißkohl hergestellte Sauerkraut ist nur eine von vielen Möglichkeiten. Genauso kann man auch anderes Gemüse, wie Rote Bete, Chinakohl, Karotten, Rettich, grüne Bohnen, Tomaten, Kürbis und viele andere auf diese Weise haltbar machen.

BEISPIELREZEPTE

So, nun habe ich viel über die Möglichkeiten der Haltbarmachung geschrieben. Auch wenn Sie sich keinen großen Vorrat anlegen wollen, üben Sie die Methoden ein. Im Survivalfall, also wenn Sie wirklich längere Zeit ohne Nachschub überleben müssen, werden sie Ihnen helfen, nicht nur den Augenblick, sondern auf lange Sicht zu überleben. Denken Sie immer daran, auch wenn das Klima sich wandelt, haben wir hier in Deutschland immer noch mehrere Monate, in denen es wenig bis kein essbares Material in der Natur zu finden gibt. Nun sagen viele, dass man jagen kann, aber auch das ist eine Kunst; töten und vor allem danach das Tier ausnehmen, kann nicht jeder.

Außerdem darf man nicht immer mit Jagderfolg rechnen.

So, jetzt aber zu ein paar netten Rezepten. Sie finden tausende weitere im Internet. Auf Facebook gibt es auch schöne Gruppen, in denen man einiges lernen kann und die vor allem Tipps geben, wenn etwas schiefgeht.

Einkochen für stationären Vorrat zu Hause und im definierten Ausweichquartier

Gemüsefond

Kann man immer brauchen, um mal schnell eine Suppe zu machen oder den Braten abzulöschen. Man nehme zum Beispiel:

1. 2 Gemüsezwiebeln
2. 300 g Möhren
3. 200 g Staudensellerie
4. 250 g Lauch
5. 150 g Zucchini
6. 250 ml Weißwein
7. 1 Zweig Thymian
8. 1 Zweig Rosmarin
9. 1 Lorbeerblatt
10. 1 Knoblauchzehe
11. 1 Gewürznelke
12. Honig
13. 20 g Butter
14. Salz, Pfeffer und andere Gewürze nach Geschmack

Das Gemüse wird geschält oder geputzt und in grobe Würfel geschnitten. Die Gemüsezwiebeln in der Butter hell anschwitzen, dann das übrige Gemüse kurz mit anschwitzen. Etwas Honig in den Topf rühren und mit geschlossenem Deckel weiter bräunen. Wenn es sich unten ein wenig angesetzt hat (soll aber nicht schwarz werden oder verbrannt riechen), mit Weißwein ablöschen. Rühren Sie dabei, bis sich der Bodensatz gelöst hat. Anschließend mit 3 Liter Wasser auffüllen. Die Kräuter, Knoblauch, Gewürznelke zufügen, aufkochen und den Fond 30 bis 40 Min. köcheln lassen (dabei mehrmals abschäumen). Dann den Fond durch ein Sieb oder ein Tuch passieren, auf 1 ½ Liter reduzieren. Danach mit Salz, Pfeffer und was man noch mag würzen.

Füllen Sie den Fond dann in saubere Gläser und kochen Sie sie im Automaten oder im Herd 45 Min. ein. Das Wasserbad sollte 95 °C haben, der Backofen sollte hingegen auf 120 °C eingestellt sein.

Rinderbrühe

Auch Fleischbrühen sind vielfältig nutzbar, haben aber im Ernstfall noch einen zusätzlichen Effekt. Sind sie schön Fett gekocht, sind sie eine nahrhafte und dennoch leichte Suppe im Krankheitsfall. Nicht umsonst werden Fleischbrühen, vor allem Hühnerbrühe, als das Hausmittel gegen Erkältung und Grippe genannt. Man kann die gesundheitsfördernde Wirkung noch erhöhen, indem man Chili oder Ingwer hineingibt. Die scharfen Substanzen wirken antibakteriell. Aber nun zur Rinderbrühe. Das Ganze ergibt etwa 8 Liter.

1. 3–4 kg Rinderknochen gesägt (beim Metzger bestellen)
2. 2 kg Rindersuppenfleisch
3. 1 kg Lauch, Karotten und Sellerie zu gleichen Teilen
4. 1 Bund Petersilie
5. 2 Petersilienwurzeln
6. 2 Pastinaken
7. 2 Zwiebeln mit Schale
8. Lorbeerblätter
9. Piment
10. Pfefferkörner
11. Honig
12. Salz
13. Etwas Öl

Reinigen, schälen und würfeln Sie das Gemüse. Es muss nicht zu fein sein. Geben Sie etwas Öl in einen großen Topf. Geben Sie das Fleisch und die Knochen hinein und schmoren Sie es kurz an. Nehmen Sie das Fleisch und die Knochen raus und schwitzen Sie dann das Gemüse in demselben Topf mit Deckel an. Geben Sie nach einem ersten Anschwitzen Honig hinzu, rühren Sie ihn unter und schmoren Sie das Ganze mit geschlossenem Deckel. Es soll unten anhängen, aber nicht anbrennen. Löschen Sie dann mit wenig Wasser ab. Lösen Sie den Bodensatz, erst dann füllen Sie den Topf auf und geben Fleisch und Knochen wieder mit hinein. Geben Sie nun auch Salz und Gewürze hinzu. Nach 3 Stunden das Fleisch herausnehmen, die Knochen aber in der Brühe lassen. Wenn sich Schaum bildet, schöpfen Sie diesen ab. Nach weiteren 2 Stunden ist die Brühe fertig. Jetzt wird alles durch ein feines Sieb gegossen und nur die reine Brühe bleibt über. Das Fleisch wird in Stücke geschnitten und auf die Gläser verteilt. Diese werden dann mit Brühe aufgegossen. Ränder der Gläser gründlich säubern, verschließen und dann einkochen. 120 Min. bei 98 °C im Wasserbad oder bei 120 °C im Backofen.

Hühnerbrühe vom Suppenhuhn

Und weil ich die gesundende Wirkung der Fleischbrühen, besonders der Hühnerbrühe, schon erwähnt habe, hier das Rezept für die Hühnerbrühe.

1. 1 Suppenhuhn von 3–4 kg
2. 5 l Wasser
3. 2 große Zwiebeln
4. 3 mittelgroße Karotten
5. 1 Stange Lauch, allerdings nur das Grüne
6. ¼ Knolle Sellerie
7. 1 Petersilienwurzel
8. 10 Stängel Petersilie
9. 1 Lorbeerblatt
10. Pfefferkörner
11. 1 EL Salz

Füllen Sie einen großen Topf mit kaltem Wasser und geben Sie das Gemüse, die Gewürze und das Salz hinein. Das Huhn wird gewaschen und in den Topf gegeben. Achten Sie dabei darauf, dass das Huhn komplett mit Wasser bedeckt ist. Alles einmal aufkochen lassen und dann die Hitze reduzieren, sodass es nur leicht köchelt.

Lassen Sie es mindestens 2 Stunden köcheln, ich lasse es oft sogar 3–4 Stunden köcheln. Eventuell müssen Sie zwischendrin Wasser auffüllen. Nehmen Sie dann das Huhn heraus. In der Regel löst sich das Fleisch nun fast von allein von den Knochen. Verteilen Sie das Fleisch auf mehrere Gläser, dann sieben Sie die Suppe ab und verteilen die klare Brühe ebenfalls auf die Gläser. Die Ränder müssen komplett fettfrei sein, dann die Gläser verschließen und alles einkochen. Eingekocht wird 120 Min. 98 °C im Wasserbad oder 120 °C im Backofen.

Nach den gesunden Suppen widmen wir uns dem Frühstück. Was ist ein Frühstück ohne Brot oder Ähnliches?

Bananenbrot

Okay, eigentlich kein Brot in dem Sinne, aber lecker, vor allem wenn man Kinder hat, ist dies ein tolles Frühstück. Sie können ja weniger Zucker nehmen oder Sie nennen es einfach Bananenkuchen und essen ihn zum Kaffee.

1. 300 g Bananen
2. 120 g Butter
3. ¼ TL gem. Vanille
4. 110 g Zucker
5. 2 Eier
6. 250 g Mehl
7. 1 TL Backpulver
8. ¼ TL Salz
9. 100 g griechischer Joghurt

Gläser ausfetten und bemehlen, Ofen auf 175 °C Umluft vorheizen. Schlagen Sie die Butter mit dem Zucker und der Vanille schaumig und rühren Sie nach und nach die Eier ein. Mehl, Salz und Backpulver vermengen und dann zu der Eiermasse geben. Den Joghurt ebenfalls dazu und alles unterrühren. Danach werden die Bananen püriert und in den Teig gemischt. Verteilen Sie den Teig auf die Gläser.

Die Backzeit hängt von der Glasgröße ab. Backen Sie diese ca. 35 Min. und machen Sie dann eine Probe mit einem Holzstäbchen. Bleibt noch Teig am Stäbchen hängen, muss das Bananenbrot noch ein bisschen im Ofen bleiben.

Die noch heißen Gläser einzeln aus dem Ofen nehmen und verschließen, im Backofen auskühlen lassen. Wenn Sie eine längere Haltbarkeit als 3–6 Monate wünschen, können Sie die Gläser nach dem Auskühlen für 30 Minuten bei 80 °C im Wasserbad oder 100 °C im Backofen einkochen.

Bucheckern-Brot

Dieses Rezept ist schon ein richtiges Survival-Rezept. Bucheckern sind ein klassischer Ersatz für Mehl. Allerdings kein Vollwertiger, denn sie enthalten auch gewisse Giftstoffe. Entsprechend kann man sich nicht nur von Bucheckern ernähren. Aber man kann damit gut strecken und Kleinigkeiten zubereiten. Wie bei vielem macht hier die

Menge das Gift.

Vor allem bei schlechten Ernten oder im Krieg, wenn die Versorgungslage besonders schlimm war, hat man mit Bucheckern und auch Eicheln das Mehl gestreckt und wenn die Not allzu groß war, hat man sogar Sägemehl in das Brot verbacken. Dazu möchte ich nicht raten, es macht zwar satt, gibt aber keinen Nährwert. Bucheckern und Co. sind da schon sinnvoller. Man kann übrigens auch aus Kastanien Mehl zum Backen nehmen, da dieses Mehl aber etwas süßlich schmeckt, ist es im Kuchen besser aufgehoben als im Brot.

1. 500 g Bucheckern
2. 50 g Zucker
3. 2 Esslöffel Salz
4. 500 g Mehl
5. 1 ½ TL Backpulver
6. ½ Liter Milch
7. 8 EL Paniermehl
8. 1 EL Butter

Auf Wunsch Gewürze, es gibt eine Fertigmischung namens Brotgewürz. Wenn Sie das nehmen, lassen Sie das Salz oben weg. Je weniger Mehl Sie zur Verfügung haben, desto mehr Bucheckern verwenden Sie. Tauschen Sie hier 1 zu 1. Die Bucheckern aus der Schale befreien und in einer trockenen Pfanne rösten, dann in der Küchenmaschine oder einer Handmühle/Kaffeemühle zu Mehl verarbeiten. Mehle, Zucker und Backpulver gründlich mischen. Milch zu den trockenen Zutaten geben. Sofort das Ganze zu einem kompakten Teig verkneten.

Gläser fetten und mit Grieß oder Paniermehl bestäuben. Denken Sie an den 2-cm-Rand. Dann den Teig in die Gläser füllen und bei 190 °C circa 45 Min. backen. Denken Sie an die Stäbchenprobe. Nach dem Backen die Gläser noch heiß verschließen und im Backofen abkühlen lassen. Sie können auch den Zuckeranteil auf 150 g erhöhen und die Gewürze weglassen, dadurch erhalten Sie ein süßes Brot fürs Frühstück. Wenn Sie das Brot mehr als 6 Monate aufheben wollen, können Sie es für 30 Minuten einkochen – bei 80 °C im Wasserbad oder 100 °C im Backofen.

Dinkel-Gersten-Brot

1. 300 g Dinkelmehl
2. 200 g Gerstenmehl
3. 1 Päckchen Trockenhefe
4. 1 TL Honig
5. 300 ml Wasser
6. ½ TL Salz

Alle Zutaten miteinander verkneten und dann in der Rührschüssel 45 Min. gehen lassen. Gläser fetten und bröseln, dann den Teig in die Gläser füllen. Wenn Sie 500 ml Gläser haben, ergibt das ca. 200 g pro Glas. Lassen Sie den Teig nun noch einmal 30 Min. gehen, danach backen Sie das Brot für 45 Min. bei 180 °C. Verschließen Sie die Gläser dann noch heiß und lassen Sie sie im Backofen auskühlen. Optional können Sie das Brot dann noch einkochen: Wenn Sie das Brot mehr als 6 Monate aufheben wollen, können Sie es für 30 Minuten einkochen – bei 80 °C im Wasserbad oder 100 °C im Backofen.

Zimt-Brötchen im Glas

1. 500 g gesiebtes Mehl
2. 1 Päckchen Trockenhefe (7 g)
3. 2 EL Sonnenblumenöl
4. 250 ml Milch
5. 2 EL Honig
6. 1 Prise Salz
7. 1 EL gemahlener Zimt
8. 4 EL Rosinen

Mehl, Hefe, Öl, Milch, Honig und die Prise Salz mit einem Handrührgerät oder einem Kochlöffel zu einem geschmeidigen Teig kneten. Dann geben Sie den Zimt und die Rosinen dazu. Formen Sie aus dem Teig eine Kugel und lassen Sie diese 45 Min. ruhen. Den Teig platt drücken und in 8 gleich große Teile schneiden. Daraus 8 Kugeln formen und in die Einmachgläser legen. Die gefüllten Gläser nochmals 30 Min. zum Aufgehen ruhen lassen. Danach die Zimtbrötchen 25 Min. bei 180 °C goldbraun backen. Wie immer die Gläser heiß verschließen und im Backofen abkühlen lassen. Wenn Sie das Brot mehr als 6 Monate aufheben wollen, können Sie es für 30 Minuten einkochen – bei 80 °C im Wasserbad oder 100 °C im Backofen.

Jetzt kommen wir zum Mittagessen. Starten wir doch am besten mit dem Lieblingsgericht vieler Kinder, der Nudelsoße Bolognese.

Bolognese-Soße

1. 2 Stangen Sellerie
2. 5 Stück Karotten
3. 1 Stück Rosmarinzweig
4. 1 Zwiebel
5. 4 Zehen Knoblauch
6. 2 Dosen Tomaten
7. 1 Glas trockener Rotwein
8. 500 Gramm Rinderbrust (alternativ Hähnchen, Pute oder Schwein)
9. Salz, Pfeffer

Hacken Sie die Zwiebeln und Knoblauchzehen. Putzen Sie Karotten und Selleriestangen und schneiden Sie sie in grobe Würfel. Fleisch in 5 cm dicke Streifen schneiden. Zwiebeln, Knoblauch und Rosmarinzweig mit etwas Öl kurz anrösten und dann das Gemüse und Fleisch mitrösten und die Tomaten dazugeben. Mit Salz und Pfeffer würzen und dann mit Rotwein ablöschen. Man kann anstelle des Rotweins aber auch Gemüsebrühe nehmen. Rühren Sie gut um, damit sich der Bodensatz löst, dann mit Wasser aufgießen, bis alles bedeckt ist.

Den Topfdeckel fest verschließen, aufkochen lassen und bei kleiner Temperatur eine Stunde köcheln lassen. Das Fleisch aus dem Topf nehmen und mit einer Gabel zerkleinern. Verteilen Sie das Fleisch gleichmäßig auf Ihre Gläser und füllen Sie dann mit der Soße auf, bis 2 cm unter den Rand. Achten Sie auf einen absolut sauberen Rand, ehe Sie die Deckel aufschrauben. Eingekocht wird 120 Minuten im Wasserbad bei 98 °C und im Backofen bei 120 °C.

Schweinebraten

1. 500 g Schweinenacken
2. 500 g Schweineschulter
3. 1 TL Senf
4. Salz und Pfeffer
5. Paprikapulver
6. ½ l Brühe

Schneiden Sie die Schweineschulter und den Nacken klein. Reiben Sie das Fleisch mit Senf und Gewürzen kräftig ein und lassen Sie es über Nacht ziehen. Am nächsten Tag von allen Seiten kräftig anbraten und mit etwas Brühe im eigenen Saft rund 40 Min. schmoren. Danach das Fleisch mit dem Fleischsaft in Portionen auf Gläser verteilen und einkochen: 120 Min. 98 °C im Wasserbad und 120 °C im Backofen.

Chili con Carne

Ein einfaches und beliebtes Gericht, das sowieso besser schmeckt, wenn man es aufwärmt.

1. 500 g Hackfleisch (auch Geflügel)
2. 250 g geräucherter Schinkenspeck
3. 2 Möhren, gestiftelt
4. 2 große rote Zwiebeln, gewürfelt
5. 1 Dose rote Bohnen
6. 1 Dose weiße Bohnen (klein)
7. 3 Knoblauchzehen, gepresst
8. 5 große Tomaten ohne Haut (oder eine kleine Dose Tomaten)
9. Chilischoten, in Ringe geschnitten und entkernt
10. 1 kleine Dose Tomatenmark
11. Salz
12. Pfeffer

Schinkenspeck würfeln, den Knoblauch und die Chilis sowie die Karotten und die gehackten Zwiebeln ins heiße Fett geben und anbraten, bis die Schinkenwürfel schön knusprig und die Zwiebeln leicht gebräunt sind. Dann das Hackfleisch dazu geben und gut durchschmoren lassen, bis kaum noch Flüssigkeit vom Hackfleisch zu sehen ist.

Dann geben Sie die Bohnen (rot und weiß) hinzu und lassen alles 5–10 Minuten köcheln. Das Ganze mit Salz und Pfeffer würzen und die Tomaten samt Flüssigkeit hineingeben. Sollte nicht genug Soße entstanden sein, dann können sie noch 1–2 große Tassen Wasser oder Tomatensaft in den Topf geben. Die in Ringe geschnittenen Chilis unter das Fleisch mischen, das Ganze jetzt gut umrühren, nochmals aufwallen lassen und bei wenig Hitze etwa 10 Min. köcheln.

Es sollte nicht zu flüssig, aber auch nicht ganz ohne Flüssigkeit sein. Am besten ist eine schön sämige Konsistenz, ohne dass es schwimmt. Sind die Chilis weich, binden Sie die Flüssigkeit mit Tomatenmark ab. Danach auf Gläser verteilen, sodass 2 cm zum Rand Platz bleibt. Ränder gut reinigen und Deckel aufschrauben, ehe es für 120 Min. entweder bei 98 °C ins Wasserbad geht oder bei 120 °C in den Backofen.

Paprika, gefüllt

1. 4 Paprika
2. 500 g Hackfleisch
3. 1 Zwiebel
4. 1 Knoblauchzehe, Salz & Pfeffer
5. 1–2 EL Brühpaste oder 2 Teelöffel Brühpulver
6. ½ passierte Tomate
7. 1 EL Tomatenmark
8. Oregano
9. Thymian
10. Basilikum und je nach Geschmack weitere Kräuter

Waschen Sie die Paprikas. Dann den Deckel abschneiden und das Kerngehäuse mit einem Löffel entfernen. Zwiebel und Knoblauch schälen und fein schneiden, zusammen mit dem Hackfleisch und den Gewürzen in einer Schüssel vermengen und dann die Paprikas damit füllen.

Vermengen Sie in einer Auflaufform die passierten Tomaten, das Tomatenmark, die Brühpaste oder das Brühpulver und die Gewürze. Setzen Sie dann die gefüllten

Paprikas hinein und garen Sie sie im Backofen für 1 Stunde. Achten Sie immer darauf, dass genügend Flüssigkeit vorhanden ist. Nach dem Garen werden die Paprikas mit der Soße auf Gläser verteilt. Achten Sie wieder auf den sauberen Glasrand und kochen Sie sie dann für 120 Minuten bei 98 °C im Wasserbad oder bei 120 °C im Backofen ein.

Ragout

Ragout ist ein einfaches Essen, dass man früher aus Fleischresten hergestellt hat. Sie können dafür beim Metzger Ihres Vertrauens Fleischreste kaufen, aus denen sich keine Steaks und Ähnliches mehr schneiden lassen. Sie können dafür eigentlich jedes Fleisch, Innereien und auch Fisch verwenden.

1. 400 g bis 600 g Fleisch
2. 300 g Tomaten
3. 2 Zwiebeln
4. 2 Knoblauchzehen
5. Olivenöl
6. 200 g Erbsen oder 2 Möhren, geraspelt
7. ¼ l Brühe
8. Basilikum oder Thymian
9. Zitronenpfeffer
10. Paprika edelsüß
11. Salz und Pfeffer
12. 300 ml Wein oder Traubensaft

Tomaten waschen und klein schneiden, Zwiebeln und Knoblauch schälen und hacken. Das Fleisch wird in Olivenöl angebraten, Tomaten, Zwiebeln und Knoblauch zugeben und bei geschlossenem Deckel schmoren. Löschen Sie mit Wein oder Traubensaft ab und lösen Sie den Bodensatz. Dann mit Brühe auffüllen und die Erbsen oder Möhren oder auch beides zugeben.

Schmoren Sie alles für 15 Minuten und geben Sie dann Basilikum und die Gewürze bei. Verteilen Sie dann das Fleisch portionsweise auf Gläser und füllen Sie es mit der Soße auf. Kochen Sie sie dann für 120 Minuten bei 98 °C im Wasserbad oder bei 120 °C im Backofen ein.

Fermentieren für den stationären Vorrat

Sauerkraut

Sie benötigen Weißkraut, Salz und ein geeignetes Gefäß.

An der Uni habe ich auch Sauerkraut direkt im Glas gemacht, aber da muss man sehr aufpassen und das Glas regelmäßig öffnen, um den Druck abzulassen. Besser ist ein Topf mit beschwertem Teller oder ein Steinguttopf mit Wasserrinne und Deckel. Alternativ gehen natürlich auch Gärbottiche für Wein oder Bier, da das Prinzip sehr ähnlich ist. Über das Gärröhrchen kann das entstehende Gas entweichen, ohne dass Sauerstoff hineingelangen kann.

Sauerkraut ist wirklich einfach. Man hobelt das Kraut fein, schichtet es in das Gefäß, zwischen die Schichten kommt Salz. Wenn das Gefäß voll ist, wird das Kraut gestampft. Das Salz hat bereits dafür gesorgt, dass Wasser austritt und mit dem Stampfen wird das Kraut so weit verdichtet, dass die Flüssigkeit das Kraut bedeckt. Mit einem Stein sorgt man nun dafür, dass das Kraut unterhalb des Flüssigkeitsspiegels bleibt. Dann wird das Gefäß so verschlossen, dass Gas austreten, aber kein Sauerstoff hineingelangen kann. Und dann heißt es nur noch: warten.

So einfach ist das. Egal, welches Gemüse man nimmt.

Mobiler Vorrat
Für den Vorrat auf der Flucht eignen sich vor allem gedörrte Lebensmittel, da sie durch den Wasserentzug leicht sind und mitunter ein sehr viel kleineres Packmaß haben.

Getrocknete Tomaten

Tomaten vierteln, entkernen – dann auf einem Backblech mit Backpapier auslegen, ordentlich salzen und dann bei 50 °C und leicht geöffneter Backofentür trocknen lassen.

Alternativ legen Sie sie auf ein Gitter und hängen dieses an eine warme Stelle über dem Ofen. Man kann die Tomaten auch noch mit Rosmarin oder anderen Kräutern spicken, um etwas mehr Geschmack hineinzubringen.

Marinierte Zwiebeln (Röstzwiebeln)

1. Zwiebeln, in dünne Scheiben geschnitten
2. Salz
3. Pfeffer nach Wahl
4. Sojasoße oder Würzsoße nach Wahl

5. Öl

6. Kräuter nach Wahl

7. Zwiebeln in dünne Ringe schneiden (Aufschnittmaschine/Gemüsehobel).

8. Mischen Sie die Ringe mit den Zutaten; marinieren Sie sie über Nacht.

9. Vor dem Dörren tupfen Sie die Ringe noch ein bisschen trocken.

10. Und nun entweder im Backofen oder im Dörrautomat dörren, bis sie die gewünschte Konsistenz haben.

Suppenbasis

1. 500 g Sellerie

2. 2 große Zwiebeln

3. 2 Möhren

4. 2 Lauchstangen

5. 1 Petersilienwurzel

Schneiden Sie die Zutaten in sehr feine Scheiben und trocknen Sie diese, bis sie leicht brechen. Dann alles im Mörser oder im Mixer zu Pulver zermahlen und mit Salz in ein Glas füllen. So haben Sie Ihr eigenes Brühpulver.

Trockenfleisch

1. 1 kg Fleisch

Mögliche Zutaten für Trockenfleisch-Marinaden:

2. BBQ-Soßen

3. Cayenne-Pfeffer

4. Chili-Essig

5. Honig

6. Knoblauch

7. Liquid Smoke

8. Pfeffer

9. Rauchsalz

10. Rosmarin

11. Sambal Oelek
12. Salsa-Soßen
13. Senf
14. Sojasoße
15. Sweetchilisoße
16. Teriyaki-Soße
17. Thymian
18. Tomatenmark
19. Worcestersoße
20. Zucker
21. Zwiebeln

Mein persönlicher Favorit ist einfach Salz, Pfeffer und Paprika als trockene Marinade (Rub). Ich nehme in der Regel Hähnchen- oder Putenbrust. Damit ich sie ganz fein schneiden kann, friere ich sie ein und schneide sie dann hauchdünn. Wer lieber dickere Fleischstücke mag, kann das Fleisch aber auch so schneiden. Dann marinieren. Je dünner das Fleisch, desto kürzer die notwendige Einwirkzeit. Und dann in den Dörrautomat oder den leicht geöffneten Backofen bei 50 °C. Das Fleisch sollte nicht übereinander liegen und sich nicht berühren. Je trockener es wird, desto haltbarer ist es.

Pemmikan

Pemmikan ist schon seit Ewigkeiten eine Überlebensnahrung der Indianer Nordamerikas und wird von diesen für Forschungsreisen in die Weiten der Arktis und Antarktis adaptiert. Es besteht in seiner Grundzusammensetzung aus getrocknetem Fleisch und Fett, hat also einen hohen Nährwert auf ein sehr kleines Packmaß. Vor allem im Winter ist es entsprechend ein sehr guter Notvorrat für die Flucht, aber auch für das Überleben im Wald.

Allerdings birgt das Fett immer auch die Gefahr, dass es ranzig wird. Vor allem bei falscher Lagerung, Sonneneinstrahlung oder Luft. Auch hohe Luftfeuchtigkeit ist suboptimal, zwar wird das Fleisch durch das Fett vor Feuchtigkeit geschützt. Ist die Luftfeuchtigkeit aber zu hoch, kann es dennoch Wasser ziehen und so verderben. Entsprechend muss man Pemmikan luftdicht verpackt, kühl und trocken lagern, am besten auch vor Sonneneinstrahlung geschützt. Dann hat man einen Vorrat, der jahrelang hält.

Für das Pemmikan nehmen Sie Trockenfleisch, wie oben beschrieben. Hier ist es von Vorteil, möglichst dünne Scheiben zu haben, die bis zum Brechen getrocknet sind.

Für ein gutes Pemmikan brauchen sie:

1. 250 g Trockenfleisch (ungesüßt)
2. 250 g Rindertalg oder gutes Schweineschmalz
3. 1 Esslöffel Salz
4. 1 Esslöffel Gewürze (optional)

Schmelzen Sie den Talg oder das Schmalz bei niedriger Hitze in einem Topf. Die niedrige Hitze stellt sicher, dass das Fett nicht anbrennt, was den Pemmikan ruinieren würde.

Während das Fett schmilzt, mischen Sie das Trockenfleisch und die Gewürze und vermahlen es zu einem Pulver. Deswegen muss das Fleisch so trocken wie möglich sein. Geben Sie dann das Salz zu dem Fleisch-Gewürzpulver. Sobald das Fett geschmolzen ist, kann es durch ein feines Sieb von Verunreinigungen getrennt werden. Das Fett sollte nicht zu heiß über die trockenen Zutaten gegeben werden. Mischen Sie es sehr gut. Es sollte gerade genug Fett vorhanden sein, um das gesamte Fleisch zu befeuchten, aber keine Pfützen zu bilden.

Füllen Sie die Mischung in eine flache Tupper- oder Auflaufform und legen Sie sie dann in den Kühlschrank. Wenn der Pemmikan fest ist, schneiden Sie ihn in kleine Würfel oder Riegel und verpacken ihn luftdicht. Eventuell macht es Sinn, den Pemmikan einzuschweißen, oder Sie benutzen luftdichte Dosen zur Aufbewahrung. Der Lagerort sollte, wie gesagt, trocken, kühl und lichtgeschützt sein. Noch länger hält sich das Ganze, wenn Sie es einfrieren. Im Notfall holt man es dann heraus und es ist wie frisch gemacht. Natürlich kann man das Ganze noch mit Trockenfrüchten, Nüssen und anderem pimpen, was man trocknen und mit dem Fleisch zu Pulver vermahlen kann.

Vegetarischer Pemmikan:

Den Pemmikan kann man auch vegetarisch oder vegan herstellen.

1. 500 g Maismehl
2. 250 g Trockenobst aus dem Laden oder Dörrgerät
3. 130 g brauner oder weißer Zucker
4. 450 g Butter oder Margarine für Veganer
5. optional Zimt

Rösten Sie das Maismehl bei mittlerer Hitze unter ständigem Rühren, bis es braune Farbe angenommen hat. Zerkleinern Sie das Trockenobst je nach Konsistenz mit einer Schere oder dem Mörser.

Schmelzen Sie das Fett bei kleiner Hitze und mischen Sie es dann mit dem Trockenobst und dem Maismehl. Geben Sie das Ganze in eine Form und stellen Sie es kalt. Wenn es fest geworden ist, schneiden Sie kleine Portionen, packen sie luftdicht ein und lagern Sie es wie schon das andere Pemmikan.

Je nach Trockengrad des Obstes ist dieses Pemmikan nicht so lange haltbar, da das Obst Feuchtigkeit mit hineinbringt. Das Maismehl wird einiges davon aufnehmen und die Masse so trocken halten, aber regelmäßige Kontrolle ist trotzdem sinnvoll, oder Sie frieren es wieder ein, so ist es haltbar, bis Sie es wirklich brauchen.

Müsliriegel ...

... als Wegzehrung und Fluchtvorrat selbst machen.

Im Endeffekt ähnelt der Müsliriegel dem Pemmikan. Nur wird hier anstatt des Fetts als Energielieferant in der Regel Zucker und Samen die Energiequelle darstellen. Hier ein **Beispielrezept**:

1. 140 g Flocken und Samen gemischt (Haferflocken, Dinkelflocken, Buchweizen, Leinsamen, Chia ...)
2. 60 g klein gehackte Nüsse
3. 30 g Kokosöl
4. 100 g flüssige Süße (am besten Ahornsirup, Reissirup oder Dattelsirup)
5. 1 Prise Salz

Vermengen Sie die trockenen Zutaten. Schmelzen Sie das Kokosöl, versetzen Sie es mit der flüssigen Süße und geben Sie dies über die trockenen Zutaten. Gut mischen. Geben Sie die Masse in eine Riegelform oder machen Sie Häufchen auf dem Backblech. Bei 170 °C 15–20 Min. backen. Man kann die Masse auch in eine Auflaufform streichen und dann, solange sie noch heiß sind, in Riegel schneiden. Die Riegel ganz auskühlen lassen, damit sie richtig fest werden.

Ein alternatives Rezept:

1. 100 g Haselnüsse
2. 100 g Cashewkerne

3. 200 g Haferflocken
4. 125 g getrocknete Cranberrys
5. 100 g Sonnenblumenkerne
6. 125 g Butter
7. 120 g flüssiger Honig
8. 2 Eiweiße

Hacken Sie die Cranberrys grob. Schmelzen Sie die Butter in einem Topf und schütten Sie sie durch ein Sieb, ehe Sie im noch warmen Zustand den Honig einrühren. Lassen Sie das Ganze leicht abkühlen. Geben Sie Haselnüsse, Cashewkerne, Haferflocken, Cranberrys und Sonnenblumenkerne in eine Schüssel. Schlagen Sie das Eiweiß steif und stellen Sie es beiseite. Butter-Honig-Masse zu den trockenen Zutaten geben und alles mit einem Teigspatel oder Kochlöffel gut verrühren. Zuletzt heben Sie vorsichtig den Eischnee unter.

Legen Sie ein Backblech mit Backpapier aus und verteilen Sie die Masse darauf. Der Teig sollte möglichst gleichmäßig eine Dicke von 1–2 cm haben. Heizen Sie den Ofen auf 170 °C vor. Die Backzeit beträgt 15–20 Min., schauen Sie aber am Ende der Zeit immer mal wieder nach, dass der Teig nicht zu dunkel wird. Schneiden Sie dann das Ganze in noch heißem Zustand in kleine Riegel.

Wildkräuterrezepte

Und nun sind wir im Wald angekommen. Entsprechend kommen wir nun zu Wildkräuterrezepten. Noch einmal der Hinweis: Essen Sie nur, was Sie eindeutig identifizieren, nehmen Sie ein Bestimmungsbuch mit und dann steht dem Genuss nichts im Weg

Borretsch-Spinat

1. Junge Blätter vom Borretsch
2. 1 kleine Zwiebel bzw. getrocknete Zwiebeln
3. 1 EL Butter, Fett oder Öl
4. Salz und Pfeffer
5. Etwas Muskatnuss
6. 1 EL Crème fraîche, wenn vorhanden
7. Optional: 1 kleine Knoblauchzehe oder getrockneter Knoblauch

Waschen Sie die Blätter vom Borretsch und trocknen Sie sie. Weichen Sie die getrockneten Zwiebeln kurz ein. Geben Sie nun das Fett/Öl oder Butter in einen Topf. Schwitzen Sie die Zwiebeln kurz an und geben Sie dann die Borretschblätter hinzu. Schwitzen Sie diese bei geschlossenem Deckel an. Dann würzen Sie das Ganze und, wenn Sie haben, können Sie es mit Crème fraîche verfeinern.

Genauso kann man übrigens einen Brennnesselspinat zubereiten oder man mischt Borretsch mit Brennnesseln.

Champignons mit Brennnessel-Käse-Füllung

1. 8 große Champignons (Stiele fein hacken)
2. 8 großzügige Handvoll Brennnesseln
3. 1 EL Öl
4. 150 g Schafskäse o. Ä. (alternativ können Sie auch getrocknete Kartoffeln vermahlen und zur Füllung geben)
5. 2 EL geröstete Sonnenblumenkerne
6. Kräutersalz
7. Pfeffer
8. Wenn vorhanden, etwas Butter oder anderes festes Fett

Die Champignons in einen Topf geben. Erhitzen Sie das Öl in einer Pfanne und geben Sie die gewaschenen und abgetrockneten Brennnesseln zu. Schmoren Sie dies auf kleiner Flamme einige Minuten, ehe Sie die fein gehackten Pilzstiele zugeben und ebenfalls anschmoren.

Verwenden Sie getrocknete Kartoffelscheiben, können Sie diese erst kurz einweichen, ehe Sie sie mit in die Pfanne geben und kurz schwenken. Mischen Sie sie dann mit den restlichen Zutaten und füllen Sie die Champignons. Butterflöckchen auf die Champignons verteilen, bei 180 °C für 20–30 Min. überbacken. In der freien Natur macht man das, indem man den Topf nun verschließt und ihn auf Steinen in die Glut stellt und auch auf den Deckel etwas Glut gibt. Achtung: Nicht mehr ins Feuer, sondern auf die Glut. So wird der Topf von allen Seiten erwärmt und funktioniert wie ein Backofen.

Bärlauchwürze

Bärlauch ist eine kleine Pflanze, die nach Knoblauch riecht, wenn man an ihren Blättern reibt. Entsprechend kann man aus ihr eine gute Knoblauchwürze machen. Die Blätter waschen und abtupfen.

Klein schneiden und mit Salz, Pfeffer und anderen Kräutern vermengen. Öl dazu, sodass eine Art Pesto entsteht. Gut verschlossen und lichtgeschützt ist das Pesto eine Weile haltbar und kann allerlei Essen aufpeppen.

Giersch-Limonade

1. 10 Gierschblätter
2. 2 Gundermann-Ranken
3. 5 Stängel Waldmeister
4. 1 Stängel Pfefferminze
5. 1 l Apfelsaft
6. ½ l Mineralwasser oder Wasser

Apfelsaft kann man im Herbst selbst herstellen, wenn man auf Streuobstwiesen sammelt. Aber Achtung: Nur wenn wirklich eine Notsituation ist, ansonsten ist das Diebstahl. Wenn man keinen Apfelsaft, aber Äpfel hat, kann man diese zuerst klein schneiden und mit Wasser aufkochen und dann absieben. Es ist kein klassischer Saft, aber eine gute Alternative. Den Sud gut abkühlen lassen.

Nun binden Sie die Kräuter zum Strauß und drücken sie leicht zusammen. Dann hängen Sie den Strauß für min. 3 Std. in den Apfelsaft und stellen das Ganze kühl. Füllen Sie mit Wasser auf und genießen Sie die Erfrischung.

Hessische Sauerampfersuppe

1. 2–3 Bund Sauerampfer
2. 2–3 kleine Kartoffeln oder getrocknete Kartoffelscheiben in gleicher Menge
3. 150–200 ml Sahne, wenn vorhanden
4. 1 EL Fett oder Öl
5. ca. 150 ml Gemüsebrühe oder Wasser und getrocknetes Gemüsepulver
6. Salz
7. Pfeffer

Putzen Sie den Sauerampfer und entfernen Sie die Stiele und unschöne Blätter. Nach dem Waschen trocknen Sie ihn etwas. Dann den Sauerampfer in Fett oder Öl andünsten.

Getrocknete Kartoffeln bzw. geschälte und klein geschnittene Kartoffeln in der Gemüsebrühe einweichen und dann zu dem gedünsteten Sauerampfer geben. Bei mittlerer Hitze gar kochen lassen, bis die Kartoffeln weich sind. Dann zu Brei zerstampfen. Wenn vorhanden, nun die Sahne zugeben und noch mal kurz aufkochen lassen. Ansonsten einfach abschmecken und genießen. Übrigens kann man die Suppe auch mit Haferflocken und Co. pimpen. So kann man die Suppe verlängern und sättigender machen.

Holunderblütenpfannkuchen

1. Ei
2. Mehl
3. Zucker
4. Milch oder Wasser
5. Holunderblüten

Der Teig sollte am Ende breiig aber noch fließfähig sein. Je dünnflüssiger der Teig, desto dünner wird der Pfannkuchen. Wenn kein Mehl mehr vorhanden ist, macht man sich welches aus Bucheckern oder Kastanien. Milch ersetzt man mit Wasser und Eier wären toll, aber zur Not geht es auch ohne Holunderblüten. Den Pfannkuchenteig wie gewohnt herstellen. Die Holunderblüten mit Stängel leicht ausschütteln, nicht waschen. Den Teig in eine Pfanne geben, die Blüten kopfüber in den flüssigen Teig geben, stocken lassen. Nun mit einer Schere die Stängel abschneiden, wenden, fertig. Alternativ kann man die Blüten auch in den Teig tunken und dann in Fett ausbacken, aber da Fett in Notzeiten kostbar ist, wäre das eher eine Methode für die Zeit vor einer Notlage.

Neun-Kräutersuppe

Dies ist eine Fastensuppe, die man früher in der Karwoche gegessen hat. Also, bevor es an Ostern die große Schlemmerei gab.

1. 250 g Kräuter insgesamt

Dafür können Sie zum Beispiel folgende sammeln:

- Die jungen Spitzen von Brennnesseln
- Giersch
- Bärlauch
- Löwenzahnblätter

- Sauerampfer
- Schafgarbe
- Spitzwegerich
- Vogelmiere
- Taubnessel
- Gänseblümchen

2. 50 g Butter, Fett oder Öl
3. Salz
4. 1 Zwiebel getrocknet oder frisch
5. 1 Knoblauchzehe, wenn vorhanden und man keinen Bärlauch hat
6. 2 EL Mehl, Haferflocken o. Ä.
7. ¾ l Gemüsebrühe oder entsprechend Wasser und Brühpulver
8. Pfeffer, Muskat

Zum Garnieren:

9. Ein paar frische Blüten, z. B. von Gänseblümchen und Gundermann

Zwiebel und Knoblauch in geschmolzener Butter glasig dünsten und mit Mehl bestäuben und anschwitzen lassen. Hat man kein richtiges Mehl, dann röstet man hier die Haferflocken an oder was man sonst als Ersatz hat.

Dann mit der Hälfte der Gemüsebrühe aufgießen und kurz aufkochen lassen. Danach die klein geschnittenen Kräuter mit der zweiten Hälfte der Brühe dazugeben, etwa 10 Min. ziehen lassen und mit Salz, Pfeffer und Muskat abschmecken. Bitte kochen Sie die Suppe nicht mehr, wenn Sie die Kräuter zugegeben haben, um die Nährstoffe möglichst zu erhalten.

Wenn vorhanden, können Sie auch Sahne zugeben, gerade wenn Sie die Suppe im Vorfeld mal ausprobieren wollen.

Sommerlinden-Möhrensalat

1. Zarte, junge Blätter der Sommerlinde
2. Möhren

Raspeln Sie die Möhren fein, vermengen Sie sie mit den Blüten. Sie können das direkt so genießen oder Sie machen sich noch ein Dressing aus Essig, Öl und was sie sonst noch greifbar haben.

Wildkräutersalat

1. 125 g Löwenzahn
2. 125 g Sauerampfer
3. 50 g Spitzwegerich
4. ½ rote Zwiebel
5. 100 g Walnusskerne
6. 100 g Parmesan
7. 1 TL Senf
8. 1 EL Honig (z. B. Blütenhonig)
9. 4 EL Balsamico
10. 4 EL Olivenöl
11. Salz
12. Pfeffer
13. Paprikapulver edelsüß

Für das Dressing werden Senf, Honig, Balsamico, Olivenöl, Pfeffer, Salz und Paprikapulver in ein kleines Behältnis gegeben und ordentlich durchgerührt. Es empfiehlt sich, das Dressing anschließend für eine kurze Zeit im Kühlschrank aufzubewahren. Jetzt können die Wildkräuter gewaschen und in kleine Streifen geschnitten werden. Größere Stiele sollten entfernt werden, da ihr Geschmack meist zu bitter ist. Das Gleiche sollte mit den roten Zwiebeln passieren. Am besten ist, die Zwiebeln in kleine Würfel zu schneiden. Anschließend müssen die Walnusskerne mit etwas Olivenöl in einer Pfanne kurz bei mittlerer Hitze angebraten werden. Sobald eine leichte Bräune festgestellt wird, können die Nüsse herausgenommen werden. Die Wildkräuterstreifen, die Zwiebeln und die Walnüsse anschließend in eine Schüssel geben und mit dem Dressing durchmischen. Den Salat am besten noch 5–10 Min. ziehen lassen und kalt servieren.

Schlusswort

Bitte machen Sie sich bewusst, dass dieses Buch nur ein Einstieg sein kann und auch sein will. Wenn wir es wirklich ausführlich in alle Richtungen betrachten wollten, würde es den Rahmen dieses kleinen Buches sprengen.

Ich hoffe sehr, dass Sie meinem Rat folgen und alles mal ausprobieren und sich vor allem einen Plan für den Notfall machen. Ihr Plan mit Ihren Eintragungen ist das A und O, wenn Sie in einer Notsituation wirklich in die Verlegenheit kommen, selbst für Ihr Überleben sorgen zu müssen.

Gehen Sie keine unnötigen Risiken ein und achten Sie auf Ihre Gesundheit. Vor allem, wenn es darum geht, in Wald und Feld auf Nahrungssuche zu gehen, sollten Sie sich sicher sein, was Sie tun. Besuchen Sie im Vorfeld Kräuterwanderungen und lassen Sie sich erklären, wie Sie welches Kraut am besten einsetzen. Ja, es gibt noch viele Rezepte und Ideen, die auch in vielen Survival-Büchern auftauchen, aber in der eintretenden Notsituation oftmals nicht funktionieren, etwa weil Sie nie gelernt haben, die Bäume zu unterscheiden, noch nie mit einem Messer etwas geschnitzt haben oder nicht wissen, welchen Teil der Rinde Sie nun genau gefahrlos essen können.

Ein Buch kann die reale Erfahrung nicht ersetzen.

Setzen Sie bei allem, was Sie tun, den gesunden Menschenverstand ein und tun Sie sich mit anderen zusammen, dann überstehen Sie jede Katastrophe.

Eine gute Übung für Survival-Szenarien sind übrigens Endzeit-LARPs. Das sind Liverollenspiele, in denen die Spieler ihre Fähigkeiten testen, in einer Welt zu überleben, in der es nicht mehr alles gibt. Es ist spannend, was die Spieler sich einfallen lassen und was sie zusammenbauen. Schauen Sie sich das doch mal an!

Bonus

Ein kleines Goodie habe ich noch. Ich habe ja bereits viel über den Vorrat geschrieben, z. B. was laut Regierung drin sein sollte und wie Sie ihn selbst gestalten können. Doch es gibt immer wieder den einen oder anderen, der sich nicht zu arg damit befassen will.

Vorrat rotieren? Muss das sein?

Wenn Sie auch zu denen gehören, die sich das Zeug einmal anschaffen und dann nicht weiter drüber nachdenken wollen, aber gleichzeitig nicht bei den diversen Herstellern tausende Euro lassen wollen, dann habe ich hier für sie das Prinzip der Monatstonne.

Die ursprüngliche Idee war circa ab dem Jahr 2008 im Internet unterwegs. Man fand sie in diversen Foren und auch auf einigen Seiten. Leider sind die meisten davon mittlerweile offline, weswegen ich Ihnen hier das Prinzip noch einmal vorstellen möchte. Eine besonders ausführliche Beschreibung mit Verkostungstests über mehrere Jahre fand sich damals auf Survival4u.org. Leider ist gerade diese interessante Seite aus dem Netz verschwunden. Um die Idee zu verstehen, sollte man sich überlegen, wie man üblicherweise Vorräte anlegt:

Man legt die Sachen sortenrein in ein Regal oder eine Box, so hat man ja auch eine gute Übersicht, was noch da ist und wovon man etwas nachkaufen muss. Nun wollen Sie aber nicht rotieren oder sich um den Verbrauch kümmern, sondern einen festen Bestand anlegen.

Natürlich kann man das in derselben Art und Weise tun, sortenrein, im Regal oder, da sie sich nicht mehr damit beschäftigen wollen, in geschlossenen Kisten.

Nun kam dazu aber ein sehr vernünftiger Einwand, weswegen sich dann die Monatstonne entwickelte:

Stellen Sie sich vor, eine Katastrophe bricht über Sie herein. Sie müssen Ihr Haus oder Ihre Wohnung hinter sich lassen und haben nur wenige Minuten, um so viel wie möglich ins Auto zu laden. Eventuell haben Sie im Auto auch gar nicht so viel Platz ...

Lose Vorräte schnell mal einzupacken, ist chaotisch, kostet Zeit und am Ende wird doch was vergessen. Die Vorratsbehälter sind da schon handlicher, einfach schnappen und ins Auto, perfekt. Aber wir gehen davon aus, Sie haben keinen Platz für den gesamten Vorrat. Sie müssen sich also entscheiden, ob sie nun ewig von Nudeln oder von

Mehl leben wollen oder ob Sie zur Kiste mit Öl greifen.

Noch schlechter ist es, wenn eine Überschwemmung kommt und Sie keine Zeit haben, lange zu schauen, was in Ihren Kisten drin ist. Sie schnappen sich eine oder vielleicht zwei und da drin sind dann in der einen Salz und in der anderen das Öl.

Deshalb kam die Idee mit der Monatstonne auf. In einer Kiste oder Tonne befindet sich der Grundvorrat für einen Monat. Das hat natürlich nichts mit ausgewogener Ernährung zu tun, sondern wirklich nur damit, dass man etwas zu essen hat. So kann man das Essen, das man findet oder was man je nach Situation zugeteilt bekommt, erweitern und gestalten. Der nächste Punkt der Überlegung war: Jeder muss es sich leisten können. Aus diesem Grund wurden tatsächlich verschiedene Monatstonnen entwickelt, für verschiedene Geldbeutel. Außerdem sollten alle Lebensmittel handelsüblich sein. Also keine Spezialnahrung wie EPA oder Ähnliches.

Und noch eine Überlegung, die aber nicht alle teilten, war die Sache mit dem wasserdichten Lagern. Tatsache ist, wenn man seine Vorräte wasser- und luftdicht und auch ungeziefersicher verpackt, hat man in so gut wie allen Katastrophenszenarien einen Vorteil. Wird das Haus überflutet und man kann nur eine Tonne retten, so bleibt der restliche Vorrat nach Abfließen der Flut dennoch genießbar. Das war das Argument, dass mich damals am meisten überzeugt hat.

DIE MONATSTONNE

Ich habe die Monatstonnen für jeweils eine Person berechnet. Was Sie noch dazu benötigen, sind Tonnen oder Kisten, die man wasser- und luftdicht verschließen kann, sowie Müllsäcke, zum einen, um noch einmal Sicherheit zu bekommen, falls doch was undicht sein sollte, und zum anderen müssen Sie ja am Ende auch Ihren Müll irgendwohin tun.

Die billigste Variante:

Diese Variante wird Ihnen bei Weitem nicht die Standardkalorien liefern, die Sie brauchen, aber zumindest ein Minimum von 2000 Kilokalorien. Nun mag mancher denken „MOMENT, 2000 Kilokalorien ist doch richtig viel“. Vergessen Sie bitte nicht, dass Sie in einer Notsituation, in der Sie vielleicht auch noch draußen übernachten müssen, es kalt und vielleicht nass ist, mehr Kalorien brauchen als normal. Damit sind die 2000 Kilokalorien schon ein Grenzwert. Die folgende Liste hat sogar etwas mehr als 2200 Kalorien für 30 Tage, wenn man außer Salz, Pfeffer und Paprika wirklich alles restlos zu sich nimmt. Mit diesem Vorrat sind Sie also schon recht gut versorgt. Stand heute, November 2021, kostet der folgende Vorrat bei Rewe 23,89 € und beinhaltet 66 730 kcal.

6 x Weizenmehl	à 1000 g	0,45 €	2,70 €
2 x Zucker	à 1000 g	0,79 €	1,58 €
2 x Langkornreis	à 1000 g	0,99 €	1,98 €
6 x Spaghetti	à 500 g	0,69 €	4,14 €
2 x Rapsöl	à 1 l	1,49 €	2,98 €
4 x rote Linsen	à 500 g	1,84 €	7,36 €
2 x Gemüsebrühe	à 140 g	0,69 €	1,38 €

Plus:

Salz	500 g	0,59 €	0,59 €
Pfeffer	50 g	0,59 €	0,59 €
Paprika edelsüß	50 g	0,59 €	0,59 €

Das Teuerste an dem Vorrat sind die Linsen und das ist auch das einzige Produkt, dass Sie hier von einer Marke kaufen müssen, alle anderen Produkte sind von der Rewe-Eigenmarke JA.

Linsen weglassen? Die mögen Sie nicht? Tun Sie das nicht, ersetzen Sie sie meinetwegen durch Bohnen, Kichererbsen oder andere getrocknete Hülsenfrüchte, aber weglassen sollten Sie sie auf keinen Fall, da diese Ihre Hauptproteinquelle in diesem Vorrat sind. Die Wahl fiel bei mir auf rote Linsen, weil diese in der Regel mit dem geringsten Energieaufwand zubereitet werden können. Und dies ist im Falle eines Notfalls durchaus ein Kriterium. Die Gemüsebrühe hingegen ist Luxus, genauso wie Pfeffer und Paprika, aber wenn Sie einmal versucht haben, einen Monat mit diesem Vorrat, ohne diese drei Sachen auszukommen, werden Sie mir danken, dass ich sie hier mit drauf geschrieben habe. In der ursprünglichsten Variante von 2009 waren übrigens weder Linsen, Brühe noch Pfeffer und Paprika vorhanden und das war ein echt trostloses Essen. Okay, wenn man davon ausgeht, dass man mit Wildkräutern und Co. pimpt, dann ist es auch wieder erträglich, aber mir ist es lieber, wenn ich im Notfall tatsächlich so gut mit dem Vorrat auskommen kann. Um ganz sicherzugehen, was die Versorgung mit Vitaminen angeht, kann man noch Vitamintabletten einpacken. Am besten Multivitamin, die kosten ca. 3 €. Außerdem Vitamin- und Mineralbrausetabletten mit Geschmack, die kann man schön benutzen, um fades Wasser aufzupeppen und gleichzeitig den Vitamin- und Mineralhaushalt zu stärken. Die kosten in der Regel bei Aldi, DM, Rossmann und Co. auch nur 0,69 €.

Also, mit Vitaminversorgung liegen wir dann im günstigsten Fall bei 28,96 € wenn ich eine Packung Multivitamintabletten und drei Röhrchen Brausetabletten mit in den Vorrat packe. Dazu ein Kunststoffeimer mit Deckel, am besten Lebensmittel geeignet, den gibt es ab 2,33 €, okay, sagen wir, Sie finden kein so gutes Angebot, dann lassen wir den Eimer oder die Kiste 5 € kosten und dazu noch Mülltüten als Innenverpackung, Klebeband, um den Deckel zusätzlich zu verkleben. Eine reine Sicherheitsmaßnahme, Sie entsinnen sich an das Flutszenario? Da ist es sinnvoll, doppelt abzusichern und den Vorrat noch mal zu verkleben, damit auch ja kein Wasser eindringen kann. Also 10 Müllbeutel kosten 2,99 € bei 35 l Fassungsvermögen. Ich nehme in jeden Monatsvorrat 2. Zum einen für den Müll, aber auch um gegebenenfalls einen zu haben, den ich als Not-Schuh nutzen kann, als Wasserbehälter, als Sammeltüte und so weiter. Das macht dann noch mal 0,60 € pro Vorratstonne.

Somit sind wir bei Kosten für den Monat von rund 35 €, das sollte eigentlich machbar sein, auch wenn man nicht viel Geld übrig hat. So, jetzt wollen wir aber gern ein bisschen Luxus. Also ich zumindest, wie geht es Ihnen?

Die mittlere Variante:

Wir nehmen alles, was wir oben drin haben, geben aber noch ein paar Dinge hinzu:

Süßes für die Seele

4 x Vollmilchschokolade	à 100 g	0,49 €	1,96 €
4 x Zartbitterschokolade	à 100 g	0,59 €	2,36 €
2 x Butterkekse	à 200 g	0,99 €	1,98 €

Was Salziges zum Knabbern

3 x Salzstangen	à 250 g	0,39 €	1,17 €

2 x Salzbrezeln	à 250 g	0,49 €	0,98 €

Das Extra für den Geschmack:

5 x Tomatenmark Tube	à 200 g	0,69 €	3,45 €
2 x Weiße Bohnen	à 500 g	1,89 €	3,78 €
3 x diverse Kräuter	à 50 g €	1,20 €	3,60 €
10 x chinesische Suppen		0,59 €	5,90 €

Um mehr aus dem Vorrat zu machen:

5 x Trockenhefe	à 6 x 7 g	0,59 €	2,95 €

Und um das Wasser zu verbessern:

1 x Cappuccino	à 200 g	1,49 €	1,49 €
2 x lösliche Kaffeeportionen 25		1,99 €	1,99 €
1 x Kakao (instant)	à 800 g	2,19 €	2,19 €
1 x Getränkepulver	à 800 g	1,49 €	1,49 €

Das hier sind meine Vorschläge im Wert von 37,28 €, was den Preis des Vorrats für den Monat auf ca. 73 € erhöht. Auch das ist meines Erachtens nicht teuer und es ist Kaffee drin, für so einen Kaffee-Suchti wie mich ist das wichtig. In der Kalorienrechnung habe ich jetzt den Cappuccino und den Kakao nicht berücksichtigt, obwohl beides auch noch mal einen ganzen Batzen Kalorien mitbringt, aber die schenken wir uns als Goodie obendrauf. Hinzu kommt, dass man mit der Hefe natürlich die Masse erhöhen kann.

Die Hefe produziert zum einen Volumen, zum anderen aber auch zusätzlich Kalorien. Wenn man sie nutzt, um einen Hermann o. Ä. anzusetzen, entstehen bei der Fütterung auch B-Vitamine. Das ist wichtig, da diese in der Regel nur in tierischen Produkten und Pilzen vorkommen. Hier haben wir also 83 690 kcal für circa 30 Tage, dies ergibt pro Tag ca. 2800 kcal. Das ist doch schon recht ordentlich und in einem Bereich, der für die meisten Menschen den Gesamtumsatz, also inklusive Bewegung, abdeckt …

Kommen wir zu noch mehr Luxus

Wenn Sie mehr ausgeben wollen, dann tun Sie das, bedenken Sie aber auch, dass man mit der Zeit natürlich auch größere Vorratskisten oder Tonnen braucht. Es bieten sich vor allem Weithalsfässer an, deren Deckel mit einem Stahlring verschlossen werden. Diese sind in der Regel schon von sich aus wasser- und staubdicht. Wenn man die dann noch zusätzlich verklebt, gibt es kein Vertun mehr. Manchmal kann man diese Fässer recht günstig gebraucht bekommen, etwa weil sie für den Lebensmittel-Transport nicht mehr neu befüllt werden dürfen oder weil sie aufgrund des Alters ausgemustert werden. Manchmal bekommt man sie sogar kostenlos. Auch kann es sich anbieten, mehrere Tüten in das Fass zu packen, um einen eventuellen Befall mit Lebensmittelmotten einzudämmen. Wobei, das kann man auch eindämmen, indem man Sauerstoffabsorber oben mit in die Tonne packt – ohne Sauerstoff kein Leben. Wenn Sie den Vorrat weiter aufstocken, dann nehmen Sie immer den bisher veranschlagten Grundvorrat mit.

Ergänzen können Sie den Vorrat durch trockene Fertiggerichte, wie etwa Nudeln mit Tomatensoße, im Beutel fertig gemischt, oder Risotto, trocken gemischt. Getrocknete Lebensmittel sind von Natur aus länger haltbar. Einzig Fettbestandteile könnten ranzig werden, in einer echten Notsituation ist das aber auch egal.

Eine weitere Ergänzung können die Essensrationen von Busse sein. Die gibt es in den meisten Läden nur in der Sorte Cevapcici mit Reis, aber wenn man es mal in einen Kaufland, Globus oder einen anderen größeren Markt schafft, gibt es da auch mehr Sorten. Nein, das soll jetzt keine Werbung für Busse sein, aber diese Portionspackungen in Aluschalen sind dieselben, die auch in den deutschen Einmannrationen der Bundeswehr drin sind. Sie können im Wasserbad oder direkt in der Aluschale mithilfe eines Esbitkochers warm gemacht werden. Sie sind lange haltbar, länger als drauf steht, und vom Gewicht nicht so schwer wie eine Konservendose. Somit sind sie perfekt für Abwechselung im Vorrat.

Was kann man noch einlagern?

Wer keine Lust auf Selberbacken hat oder zumindest ein paar Tage im Monat seine Ruhe haben will, kann Dosenbrot in den Vorrat tun. Wir haben hier Dosenbrot von 1988. Das war bei der letzten Verkostung vor 5 Jahren immer noch gut. Solange die Dosen nicht durchrosten, passiert da nichts dran, und durchrosten sollten sie in der Monatstonne eigentlich nicht. Wenn doch, ist was schiefgelaufen und man kann einen großen Teil des Trockenvorrats wegwerfen ...

Was kann noch in den Luxusvorrat?

Rosinen und andere Trockenfrüchte sind immer lecker und geben bei wenig Gewicht viele Kalorien, nur bringen sie natürlich auch eine gewisse Restfeuchte mit. Man sollte diese noch einmal gesondert verpacken, ehe sie in den Vorrat kommen.

Nüsse?

Ich rate dringend von Haselnüssen ab, damit bin ich schon mehrfach reingefallen, weil diese übel ranzig waren. Okay, im Notfall kann das auch egal sein, aber es ist nicht wirklich lecker. Auch bei anderen Nüssen haben wir dieses Problem. Bei Erdnüssen und Sonnenblumenkernen weniger als bei Haselnüssen, aber dennoch muss man das Thema mit Vorsicht genießen.

Recht gut gehen Nüsse in Dosen, da die Verpackung nicht kaputtgehen kann und sie von vornherein lichtgeschützt sind. Ansonsten empfehle ich auch hier noch einmal das Einschweißen, und zwar lichtgeschützt.

Was sonst noch geht?

Also, wenn Sie keine Mühen scheuen und Geld keine Rolle spielt, dann ist es am einfachsten, sich einen Vorrat fertig zu kaufen. Diese sind dann direkt für 10 oder 20 Jahre Lagerung gedacht und können durchaus abwechslungsreich sein. Es gibt da diverse Frühstücksangebote, Mittagessen, Abendmahlzeiten, Süßes für zwischendurch, Getränkepulver in diversen Sorten, also alles, was das Herz begehrt. Es kostet aber auch richtig viel Geld.

30 Tage Notvorrat in der günstigsten Variante inklusive optimaler Vitamin- und Mineralienversorgung kosten 310 €. Wenn man die optimierten Vitamine und Mineralien weglässt, sind es 285 €. Hier hat man 1900 Kalorien am Tag. Das kann man natürlich auch auf die Spitze treiben mit 620 € für 30 Tage alles inklusive mit 2900 Kalorien pro Tag. Wenn wir nun mal oben die Vorräte ansehen und die ein bisschen ergänzen, bleiben wir selbst mit mehr Kalorien sehr weit unter dem günstigsten Komplettangebot. Entsprechend sollte man sich gut überlegen, was die Bequemlichkeit einem persönlich wert ist.

HALTBARKEIT

Das Mindesthaltbarkeitsdatum sichert zu, dass bis zu diesem Tag ein Lebensmittel geschmacklich einwandfrei ist. Das bedeutet nicht, dass man es dann entsorgen muss. Gerade bei trockenen Lebensmitteln ist das nicht der Fall. Es können sich aufgrund der Lagerung geschmackliche Veränderungen ergeben, aber das macht die Lebensmittel nicht ungenießbar oder giftig. Nach einigen Jahren fangen einige Lebensmittel an, muffig zu schmecken, sind also nicht mehr so lecker. Die Butterkekse und Salzstangen verlieren ihren Biss, sind also nicht mehr knusprig. Schokolade verfärbt sich, schmeckt aber immer noch einwandfrei.

Ein Problem sind tatsächlich das Öl und ölhaltige Lebensmittel, diese können ranzig werden. Das schmeckt nicht mehr lecker, aber dies ist bei Öl, lichtgeschützt und luftdicht verpackt, nach meiner Erfahrung in der Regel erst nach 10–15 Jahren der Fall. Nüsse sind hingegen wie oben schon erwähnt ein Problem. Ich hatte zuletzt eine Dose, die noch ein paar Tage vor der Mindesthaltbarkeit schon etwas ranzig schmeckte. Dann hatte ich aber auch eine, die nach 5 Jahren im Vorrat tipptopp war. In einer Notsituation wird Ihnen der Geschmack egal sein, dann sind Sie froh über jede Kalorie. Dennoch ist es nach meiner Erfahrung sinnvoll, die Vorratstonnen nach ca. 5 Jahren, wenn alles noch gut essbar ist, zu verbrauchen und durch frischen Vorrat auszutauschen.

Nach fünf Jahren hatte ich bisher keine Beanstandungen, außer wie gesagt bei Nüssen. Zwischen dem sechsten und siebten Jahr fangen die Butterkekse an, muffig zu schmecken und auch die chinesischen Suppen bekommen einen merkwürdigen Beigeschmack. Nach 10 Jahren schmecken fast alle Sachen etwas muffig und auch die Hefe hat an Kraft verloren und geht nur noch mittelprächtig auf.

Haltbarkeit erhöhen?

Die Haltbarkeit und vor allem die Genussfähigkeit des Vorrats kann enorm gesteigert werden, wenn man vor dem Verschließen der Monatstonnen Sauerstoff und Feuchtigkeitsabsorber hineingibt. Butterkekse, Mehl und Co. haben oft eine Restfeuchte und die ist es auch, die auf Dauer zu dem muffigen Geschmack führt. Dem entgeht man mit Feuchtigkeitsabsorbern und die Sauerstoffabsorber halten Fette länger frisch und entziehen eventuell eingepacktem Ungeziefer die Lebensgrundlage.

Premiummarke wäre, wenn Sie alles portionsweise mit Vakuum einschweißen, jeweils mit Sauerstoff- und Feuchtigkeitsabsorber. Oder, wenn schon nicht portionsweise, dann jede Packung. Außer bei den Nudeln, da macht es echt keinen Sinn, weil sie trocken sind und bleiben. Davon abgesehen durchstoßen sie gern mal die Hülle und das Vakuum ist wieder weg.

Damit können sie die Lagerdauer, selbst der Butterkekse, noch mal 2–3 Jahre hinauszögern. Das erhöht allerdings auch Ihre Anschaffungskosten. Wobei so teuer wie der von Spezialfirmen zusammengestellte Notvorrat ist es eindeutig nicht.

Also, wir reden hier schon von einer Genießbarkeitsdauer von 8 Jahren. Der gekaufte Notvorrat wird meist mit 10 Jahren angegeben, also ist unsere günstige Monatstonne, was die Haltbarkeit angeht, nur unwesentlich schlechter, wenn wir den Aufwand betreiben; dafür aber sehr viel günstiger.

Bonus 2: Milchersatz

Keine Milch? Man kann in den Vorrat natürlich auch Milchpulver legen. Das ist jedoch nicht billig. Pulver für 6 Liter habe ich in der günstigsten Variante für 24 € gesehen. Aber man kann auch mit dem, was vorhanden ist, einfach Milchersatz herstellen.

Kochen Sie einen Esslöffel Reis in einem halben Liter Wasser – oder besser – zerkochen Sie ihn. Einfacher als mit Langkornreis geht es mit Milchreis, der ist unwesentlich teurer, nur so als Tipp.

Der Reis muss richtig weich und breiig sein. Dann geben Sie Öl, eine Prise Salz und eine Prise Zucker hinzu. Wenn Sie haben, nutzen Sie einen mechanischen Mixer oder einen Mörser, wenn Sie noch Strom zur Verfügung haben, einen Mixstab und mixen Sie alles, sodass keine größeren Stücke vom Reis mehr vorhanden sind.

Seihen Sie das Ganze durch ein feines Sieb oder ein Tuch ab und füllen Sie je nach Geschmack mit Wasser auf ... Sie haben nun eine schöne Reismilch.

Genauso geht es auch mit Hafermilch, da nehmen Sie statt Reis eben Haferflocken. Wenn Sie also Milch für Kaffee oder etwas anderes haben wollen, aber sich vor dem Milchpulver scheuen, dann erweitern Sie den Vorrat um Haferflocken oder Milchreis. Aber auch andere Milchersatzsorten funktionieren auf diese Art und Weise.

Literaturliste

- **Appel, S. (2016):** *Indoor Gardening: Kreativ gärtnern und ernten das ganze Jahr: Gemüse, Pilze, Sprossen und Co.*, Edition Michael Fischer

- **Becker, M. (2020):** *City Survival: Wie Sie nach dem großen Zusammenbruch überleben*, BoD

- **Bissegger, M. (2011):** *Meine wilde Pflanzenküche: Bestimmen, Sammeln und Kochen von Wildpflanzen*, AT Verlag

- **Buzek, G. (2007):** *Das große Buch der Überlebenstechniken*, Nikol

- **Creek, S. (2017):** *Survival Hacks: Draußen überleben mit Alltagsgegenständen*, books4success

- **Gast, T. (2015):** *Survival Total (Bd. 2): Urban Survival – Terror und Krisen vor deiner Tür*, Epee Edition

- **Guthmann, J. et al. (2016):** *Essbare Wildpflanzen einfach bestimmen*, naryana-Verlag

- **Kuthz, C. (diverse):** *Einfälle statt Abfälle Reihe,* Eigenverlag, Kontakt über https://einfaellestattabfaelle.wordpress.com/

- **Meys, S. (2018):** *Senkrecht gärtnern: Grüne Wände, Krater, Hoch- und Kistenbeete*, Stocker,

- **Naake, L. (2021):** *Bunkern statt hungern: Das Prepping Handbuch zur Krisenvorsorge*, o. V.

- **Wiseman, J. (2014):** *SAS Survival Handbook, Third Edition: The Ultimate Guide to Surviving Anywhere,* William Morrow Paperbacks

- **Hartwig Abraham, Inge Thinnes:** *Hexenkraut und Zaubertrank. Unsere Heilpflanzen in Sagen, Aberglauben und Legenden.* Freund, Greifenberg 1995, ISBN 3-924733-02-3.

- **Detlef, Arens:** *Sechzig einheimische Wildpflanzen in lebendigen Porträts.* DuMont, Köln 1991, ISBN 3-7701-2516-9.

- **Gertrud Scherf:** *Zauberpflanzen, Hexenkräuter – Magie und Mythos heimischer Wild- und Kulturpflanzen.* blv, München 2002, ISBN 3-405-16219-X.

- **Matthias Melzig, Eberhard Teuscher, Ulrike Lindequist:** *Biogene Arzneimittel. Ein Lehrbuch der Pharmazeutischen Biologie.* 6., völlig neu bearbeitete Auflage. Wissenschaftliche Verlagsgesellschaft, Stuttgart 2004, ISBN 3-8047-2073-0, S. 192–198.

- **Brauchle, Alfred:** *Handbuch der Naturheilkunde auf wissenschaftlicher Grundlage.* 8. Auflage. Reclam, 1952.

- Klassische Naturheilkunde, Hufelandgesellschaft. (Memento vom 21. Februar 2019 im *Internet Archive*) Definition der Hufelandgesellschaft.

- https://survival-kompass.de/transpirationsbeutel-wasser-sammeln/

- https://survival-kompass.de/panik-umgang-notsituation/

- https://survival-kompass.de/wasserfilter-selber-bauen/

Wir danken Ihnen für Ihr Interesse und Ihr Vertrauen. Als Dankeschön dafür, haben wir eine besondere Überraschung. Wir haben eine exklusive **Survival Checkliste- inklusive Survivaltraining für Anfänger**. Und diese erhalten Sie vollkommen kostenlos. Das klingt wunderbar? Dann warten Sie nicht lange und holen Sie sich Ihr Gratis-Geschenk.

Hier geht es zu Ihrem Gratis-Geschenk:

https://forms.gle/T88c3RLyj1Qo5N6QA

1. **Öffnen Sie die Kamera-App auf Ihrem Smartphone und richten Sie die Kamera auf den QR-Code.**
2. **Klicken Sie auf den Link, der Ihnen angezeigt wird und schon werden Sie zur Website weitergeleitet.**

Impressum

Herausgeber: Pegoa Global Media GmbH / Am Sandtorkai 27 / 20457 Hamburg
Kontakt: kontakt@pegoamedia.de
Coverbild: Shutterstock

Haftungsausschluss:
Die Nutzung dieses Buches und die Umsetzung der enthaltenen Informationen, Anleitungen und Strategien erfolgt auf eigenes Risiko. Der Autor kann für etwaige Schäden jeglicher Art aus keinem Rechtsgrund eine Haftung übernehmen. Haftungsansprüche gegen den Autor für Schäden materieller oder ideeller Art, die durch die Nutzung oder Nichtnutzung der Informationen bzw. durch die Nutzung fehlerhafter und/oder unvollständiger Informationen verursacht wurden, sind grundsätzlich ausgeschlossen. Rechts- und Schadenersatzansprüche sind daher ausgeschlossen. Dieses Werk wurde sorgfältig erarbeitet und niedergeschrieben. Der Autor übernimmt jedoch keinerlei Gewähr für die Aktualität, Vollständigkeit und Qualität der Informationen. Druckfehler und Falschinformationen können nicht vollständig ausgeschlossen werden. Es kann keine juristische Verantwortung sowie Haftung in irgendeiner Form für fehlerhafte Angaben vom Autor übernommen werden. Die bereitgestellten Analysen, Vorschläge, Ideen, Meinungen, Kommentare und Texte sind ausschließlich zur Information bestimmt und können ein individuelles Beratungsgespräch nicht ersetzen. Alle Informationen dieses Buches entsprechen dem Kenntnisstand zum Zeitpunkt des Verfassens dieses Buches. Eine Haftung für mittelbare und unmittelbare Folgen aus den Informationen dieses Buches ist somit ausgeschlossen.
Informieren Sie sich weitläufig aus unterschiedlichen Quellen und bedenken Sie, dass am Ende nur Sie für die Entscheidungen verantwortlich sind.

Urheberrecht:
Das Werk einschließlich aller Inhalte, wie Informationen, Strategien und Tipps ist urheberrechtlich geschützt. Alle Rechte vorbehalten. Nachdruck oder Reproduktion (auch auszugsweise) in irgendeiner Form (Druck, Fotokopie oder anderes Verfahren) sowie die Einspeicherung, Verarbeitung, Vervielfältigung und Verbreitung mithilfe elektronischer Systeme jeglicher Art, gesamt oder auszugsweise, ist ohne ausdrückliche schriftliche Genehmigung des Autors untersagt. Die Inhalte dürfen keinesfalls veröffentlicht werden. Bei Missachtung werden rechtliche Schritte eingeleitet.

Haftung für externe Links:
Unser Angebot enthält Links zu externen Websites Dritter, auf deren Inhalte wir keinen Einfluss haben. Deshalb können wir für diese fremden Inhalte auch keine Gewähr übernehmen. Für die Inhalte der verlinkten Seiten ist stets der jeweilige Anbieter oder Betreiber der Seiten verantwortlich. Die verlinkten Seiten wurden zum Zeitpunkt der Verlinkung auf mögliche Rechtsverstöße überprüft. Rechtswidrige Inhalte waren zum Zeit-punkt der Verlinkung nicht erkennbar.

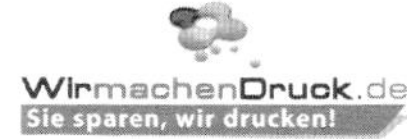